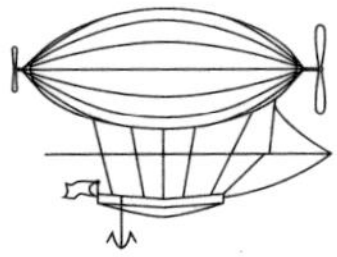

Unter Vormundschaft

Das gestohlene Leben
der Lina Zingg

Lisbeth Herger

HIER UND JETZT

An den Rändern zeigt sich,
wie die Mitte dreht.

Am 26. Januar 2011 wird Lina Zingg aus ihrer Leibeigenschaft befreit. Sie hat während 53 Jahren ein und derselben Herrin gedient. Als Dienstmädchen in einem Privathaushalt. Ohne freien Tag, ohne Ferien, meist ohne Lohn. Sie wurde zudem missbraucht und misshandelt. Ihr Martyrium blieb bei der Vormundschaft all die Jahre unerkannt.
Mit 18 Jahren war die Bauerntochter Lina an Erschöpfung erkrankt. Die Psychiater diagnostizierten bei ihr Schwachsinn und Schizophrenie. Später wurde sie als Dienstmädchen fremdplatziert, dann entmündigt. Ihre Dienstherrin täuschte die Behörden, machte aus dem Hausmädchen einen Pflegefall. Statt Lohn zu bezahlen, kassierte sie Betreuungsgeld.
Am Tag ihrer Befreiung wiegt Lina Zingg knapp 45 Kilogramm. Sie ist komplett abgemagert. Auf der Nase sitzt ein bösartiger Tumor. Sie ist schwerhörig, Finger- und Fussnägel sind von Pilz befallen, und der graue Star verschleiert ihren Blick.
Ihre Befreiung findet lautlos statt. Eine Art amtlich bewilligte Entführung, im Rahmen einer ordentlichen Besprechung in einem Sitzungszimmer der Zürcher Vormundschaftsbehörde. Ausgelöst durch eine Gefährdungsmeldung der Töchter der Täterin.

Lina Zingg ist bei ihrer Befreiung knapp 71 Jahre alt. Sie findet erstaunlich schnell in ein neues Leben. Und fängt zaghaft an, den Geschmack der Freiheit zu kosten.

Lina Zingg ist ein Pseudonym. Ihre Geschichte aber ist real. Rekonstruiert und nacherzählt auf der Basis sämtlicher Akten zu ihrem Fall, von Recherchematerialien aus ihrem familiären Umfeld und dem der Täterfamilie, von Gesprächen mit ihr selbst, eingebettet in die Zeitgeschichte. Sämtliche Personen und Ortsnamen sind aus Gründen des Persönlichkeitsschutzes anonymisiert, die beruflichen Tätigkeiten sind ebenfalls leicht verändert. Einzig das Rheintal, Zürich, Locarno und die Psychiatrische Klinik in Wil werden als authentische Schauplätze benannt, sie verorten Linas Schicksal in ihrer soziokulturellen Umgebung.

Das Buch ist Lina Zingg gewidmet. Und allen ihren namenlosen Schwestern.

Inhalt

I

Die Zeit in den grauen Wänden

Der 31. März fällt im Jahr 1958 auf den Tag nach Palmsonntag. Tags zuvor hat man in der Heiligkreuzkirche in Vorderberg die Lorbeerzweige gesegnet, das übliche Ritual. Die geweihten Zweige, später daheim hinters Kruzifix gesteckt, sollen Glück bringen übers Jahr, im St. Galler Rheintal genauso wie überall in der katholischen Welt.

Doch bei Hans Zingg zeigt das Glück sich störrisch. Just an jenem Montag wird der Bauer frühmorgens auf den Polizeiposten gerufen. Er soll seine 18-jährige Tochter Lina abholen, die nachts im Bett eines minderjährigen Burschen aufgegabelt und vom Vater des forschen Jünglings auf den Polizeiposten gebracht worden sei. Hans Zingg stösst die Sache sauer auf. Mit seiner Lina stimmt etwas nicht, sinniert er, während er sich auf den Weg macht und später wortlos mit ihr heimwärts strebt. Schon länger geht das nun so, dass das einst fleissige Mädchen verstockt vor dem Kochherd flieht, und reden tut es auch nicht mehr, weder mit ihm noch mit seinen Brüdern. Zu Hause lässt er den Hausarzt holen. Dr. Sandsteins Visite dauert nur kurz, schliesslich hat er früher schon die kranke Mutter versorgt, die sich auch mit den Nerven plagte, und er schickt den Vater mit seiner Tochter umgehend in die Kantonale Heil- und Pflegeanstalt nach Wil. Ins Irrenhaus also oder ins Asyl, wie die Einheimischen ihre psychiatrische Klinik noch immer nennen. Dorthin, wo man all jene versorgt, die nicht mehr richtig im Kopf sind, die mit ihrem Leiden und sonderbaren Gebaren ihre Familie oder gar das ganze Dorf verunsichern oder ängstigen.

Ungefähr so mag der Morgen sich abgespielt haben, der dazu führt, dass Lina Zingg nachmittags um halb vier in der Psychiatrischen Klinik Wil als Notfall aufgenommen wird. Der diensthabende Arzt eröffnet routinemässig eine Krankenakte, Lina bekommt die Nummer 24.617, und auf dem Kopfblatt notiert er den detaillierten Aufnahmestatus der jungen Patientin: «18-jg., rotwangige Tochter, gesund aussehend, wird in Begleitung ihres Vaters uns zur Aufnahme gebracht. Die allseitig orientierte Patientin ist ziemlich autistisch als wäre sie abwesend, geht auf Fragen ein, kann aber nicht Bestimmtes angeben, alles nur vage, ungenau. Sie sei schon vor etwa zwei Jahren in den Nerven *d'une gsi,* sie habe nicht schlafen können, sei aufgeregt gewesen, sie habe aber nicht in ein Spital müssen, sondern sei von dem Hausarzt behandelt worden. Bis vor einigen Tagen habe sie regelmässig gearbeitet. Gestern sei sie von zuhause fort und mit einem Burschen gegangen. Wahnideen und Halluzinationen negiert die Patientin.»

Lina Zingg wird in den Wachsaal der Frauenabteilung A eingewiesen, eine Pflegerin kümmert sich um sie, wird später in ihrem Aufnahmerapport die Eindrücke des Arztes bestätigen, so die gesunde Farbe der jungen Frau in ihrem gutmütigen Gesicht oder dann die merkwürdige Abwesenheit in ihren träumerischen Augen, «ihr Blick scheint immer weit fort zu sein». Zusätzlich ist ihr aufgefallen, dass «die Patientin an sich unsauber und auch ihr Kleid schmutzig» gewesen sei, dass sie einen schwachen Händedruck habe und sehr langsam reagiere, aber «örtlich und zeitlich gut orientiert» sei. Später wird die Patientin nach ihrem Leben befragt, und es fügen sich erste Eckdaten zu einer Anamnese.

> Sie sei in ärmlichen Verhältnissen aufgewachsen, der Vater habe etwas Landwirtschaft (vier Kühe) gehabt und auch noch als Hilfsarbeiter gearbeitet. Die Mutter sei krank gewesen, habe es immer «in den Nerven» gehabt und sei ungefähr 1947, so viel sie wisse, an einer Blinddarmentzündung gestorben. Eine Schwester der Mutter habe dann einige Jahre den Haushalt geführt und für die drei kleineren Brüder gesorgt. Als sie ungefähr in der sechsten Klasse gewesen sei, sei die Tante weg und sie habe alles machen müssen. [...] Direkt nach der Schule habe sie zuerst in einer Spinnerei gearbeitet und sei dann in die Weberei gegangen.

Lina Zingg erzählt offenbar bereitwillig aus ihrem jungen Leben, man kann verstehen, warum sie sich, wie im Aufnahmerapport vermerkt, gar ein bisschen zu freuen scheint über ihren Eintritt in die Klinik. Über anderes jedoch schweigt die junge Frau sich aus, darüber, dass ihre eine Schwester mit vier Jahren an Diphtherie gestorben ist und die andere kurz nach der Geburt. Oder dass ihr Vater ein roher Mann ist, jähzornig und mit einer im Zuschlagen lockeren Hand. Und auch für den Schmerz, der seit dem Tod ihrer Mutter in ihrem Herzen nistet, findet sie vor den fremden Männern in den weissen Kitteln keine Worte.

Beim katholischen Pfarrer von Vorderberg holen die Ärzte telefonisch ergänzende Informationen zu Linas Angaben für die Anamnese ein. Dieser kennt die Zinggs seit vielen Jahren, stützt sich in seiner Referenz zusätzlich auf den Vater, der «allerdings auch recht unintelligent» sei, und lenkt den Blick auf die erblichen Vorbelastungen:

> Die Mutter sei ungefähr 1936 geistig krank geworden, habe durcheinander geredet. Drei Jahre nach Beginn der Erkrankung habe sie geheiratet [...] man habe ihr immer angemerkt, dass sie nicht recht im Kopf sei, aber sie sei nie in einer Anstalt behandelt worden [...] Bei Lina sei die Störung erst vor ungefähr einem Jahr aufgetreten, wo sie auch ihm selber aufgefallen sei. Sie habe durcheinander geredet und sei – ebenfalls nach Angaben des Vaters – nachts im Hause herumgelaufen, habe gesungen und gebetet und vor allem habe sie den Haushalt, den sie für den Vater und die drei kleineren Brüder neben der Fabrikarbeit noch zu versorgen hatte, nicht mehr in Ordnung gehalten. Sie habe sich einfach ins Bett gelegt und nichts mehr getan [...] Er sei der Ansicht, dass es sich bei dem Mädchen neben einem leichten Schwachsinn um ähnliche geistige Störungen handle, wie sie die Mutter gehabt habe.

Der Pfarrer profiliert sich also als versierter Diagnostiker, während Lina den Ärzten eher ratlos von ihrem seltsamen Leiden erzählt:

> Schon kurz nach Abschluss der Schulzeit habe es angefangen, dass sie zeitweise durcheinander gewesen sei und nicht gewusst habe, was sie redete. Manchmal sei sie auch nachts unruhig und ängstlich gewesen und habe nicht im Bett liegen können, sodass sie im Haus herumgelaufen sei. Der Vater sei immer sehr streng mit ihr gewesen und habe sie nie alleine ausgehen lassen. In der letzten Zeit sei sie sehr müde gewesen, weil sie schlecht habe schlafen können und es sei immer wieder über sie gekommen, dass sie nicht mehr richtig habe denken können.

Ihre zeitweiligen Absenzen hätten zum Teil böse Folgen gehabt, gesteht sie später der Pflegerin beim ersten Bad in der Klinik, sie habe zum Beispiel beim Bügeln sehr viel Wäsche verbrannt, habe dabei an etwas herumstudiert, und dann sei das Eisen zu heiss geworden. Spricht man Lina Zingg, die heute als über 70-Jährige in einem Wohnheim ihr neues Leben erprobt und dies zunehmend geniesst, auf ihre Leidenszeit von damals an, erinnert sie – neben anderem, das dunkel verborgen bleibt – erstaunliche Details. Etwa zu ihrer radikalen Appetitlosigkeit, als sie nicht mehr essen und trinken mochte, einfach nichts sei mehr hinuntergerutscht, sie sei jeweils nach Feierabend von der Weberei mit dem Velo heimgefahren und habe sich nur noch ins Bett gelegt. Und keiner habe nach ihr gefragt. Ihr ältester Bruder Werner jedoch, damals ein 15-jähriger Schulbub, weiss heute kaum mehr Einzelheiten von Linas Leiden. Zwar war er seiner Schwester aufgrund seines ähnlichen Alters und im Alltag nah, half ihr all die mutterlosen Jahre die Haushaltsbürde tragen und liess sich von ihr das Kochen und Waschen und Stricken beibringen, aber zu ihrer Erkrankung hat er nur

vage Erinnerungen. Er sieht sie aber noch vor sich, wie sie immer weniger und schliesslich gar nicht mehr oder daneben redete, dafür aber nachts manchmal laut vor sich hinsang.
Man hatte die schleichenden Veränderungen der jungen Frau also sehr wohl bemerkt, wie die Krankengeschichte notiert und Bruder Werner bestätigt, jedoch wurden sie in keiner Weise als Leiden gelesen, und es wurde darauf auch nicht reagiert. Der Herr Pfarrer sah darin das unabänderliche, erblich bedingte Fortwirken defekter Chromosomen, der Vater wohl zuallererst einen ärgerlichen Verlust, weil in seinem Witwerhaushalt abends kein Essen mehr auf dem Tisch stand oder weil das unkonzentrierte Mädchen beim Bügeln sein Sonntagshemd verbrannte. Man liess Linas Erkrankung – die eine unterschiedlich lang geschätzte Phase andauerte – einfach schlittern. Nicht ohne Bitterkeit erzählt Lina heute von ihrer Einsamkeit in diesen Jahren, davon, dass dies damals keinen Menschen gekümmert hatte.
Erst als sie das erste Mal allein ins Dorf geht und mit einem jungen Mann alkoholisiert im Bett gefunden wird, wacht man in Vorderberg auf. Und dann aber richtig. Mit Polizeieinsatz und Überweisung in die Psychiatrie. Was Schlaflosigkeit und nächtliches Singen all die Monate zuvor nicht vermochten, schafft eine Bettaffäre im Nu. Das macht in der katholisch-bäuerlichen Welt im Vorderberg der 1950er-Jahre durchaus Sinn. Denn jetzt steht mehr auf dem Spiel als nur das Wohl einer jungen Frau, jetzt geht es um familiäre Ehre, um weibliches Wohlverhalten und um eine mögliche Schwangerschaft. Jetzt erst findet der Vater mit seiner Tochter zum Hausarzt, und dieser zögert nicht lange, er hat, so liest man im Überweisungsschreiben, seine Diagnose bereits parat, sie könnte helfen, die Sache nach aussen wieder ins Lot zu bringen.

> Ich überweise Ihnen heute Frl. Zingg Lina, geb. 2.4.40, von Hans, Bachgasse, Vorderberg, zur Beobachtung wegen Verdacht auf eine Schizophrenie. Das Mädchen leidet seit ca. 2 Jahren an

religiösen Wahnideen, hört gelegentlich Stimmen. Gestern wurde es von einem Burschen vergewaltigt, nachdem es von diesem betrunken gemacht worden war.

Mit vorzüglicher kollegialer Hochachtung

Dr. med. W. Sandstein

Das Schreiben des psychiatrisch ungeschulten Hausarztes setzt bereits zu Beginn dieser Krankengeschichte eine entscheidende Wegmarke. Er vermutet eine Schizophrenie, stützt sich dabei auf Symptome wie Wahnideen und imaginäre Stimmen, Symptome, die Lina im Aufnahmegespräch eindeutig verneint und die im weiteren Verlauf auch nie wieder beobachtet werden. Im Gegenteil, Halluzinationen sind später, in der diagnostischen Argumentation, explizit als fehlende Symptome aufgeführt, ihre Absenz wird gar ein wenig bedauert, da sie der Eindeutigkeit der Diagnose zuwiderläuft. Offenbar hat hier der Hausarzt, genauso wie später der Herr Pfarrer, im Fall von Lina sogleich an ihre Mutter gedacht und war verführt, in der diagnostischen Vorarbeit an jenem Morgen nicht ganz trennscharf zu denken. Dies ganz im Einklang mit dem Diagnostikwahn Schizophrenie in jener Zeit und mit den damals populären Vererbungslehren in der Psychiatrie. Schizophrenie stand in der ersten Hälfte des 20. Jahrhunderts für eine Vielzahl von psychischen Störungen. Als Oberbegriff war die Diagnose erstmals 1911 vom Zürcher Psychiater und Burghölzli-Direktor Eugen Bleuler in die Psychiatrie eingeführt worden. Aufgrund ihrer Unschärfe wurde sie entsprechend inflationär gestellt und hatte weitreichende Wirkung, vergleichbar mit der früheren Diagnose Hysterie bei Frauen mit psychischem Leiden. In der Folge wurden viele Kliniken geradezu überflutet mit «Schizophrenen», im Zürcher Burghölzli etwa waren zeitweise über 50 Prozent der Patienten als schizophren verzeichnet. Der in den

Fussstapfen des berühmten Vaters fortwirkende Sohn Manfred Bleuler beschäftigte sich in seiner Habilitation ebenfalls mit der Schizophrenie, erweiterte später das väterliche Standardwerk «Lehrbuch der Psychiatrie», reicherte dabei die eugenischen Gedanken seines Vaters mit rassenhygienischen Überlegungen an und schrieb – eine entscheidende Neuerung – die Ursache der Krankheit massgeblich der Vererbung zu. Noch später dann begann man in der Psychiatrie, die Schizophrenie differenzierter und kritischer zu betrachten, als ein Zusammenspiel neurobiologischer, psychologischer und sozialer Einflüsse, in gewissen Fällen sogar als rein stressbedingte Psychose, und inzwischen ist die Psychiatrie dabei, sich von diesem unscharfen Begriff langsam wieder zu verabschieden.[1]
Damals, als Lina in Wil eingewiesen wird, Ende der 1950er-Jahre – Europa steht im Verdrängungsschock brauner Ideologie und übt Muskelspiele im Kalten Krieg –, dominiert in den Köpfen der Ärzte noch beharrlich die Bleuler-Ideologie der Vererbungslehre. Und entsprechend betreiben die Psychiater ihre diagnostische Arbeit, suchen bei Lina entlang ihrer Symptomliste nach der Bestätigung für die bei ihr vermutete Schizophrenie.

Grundsätzlich ist die Patientin körperlich kerngesund, das belegen die Datenblätter zu den Routineuntersuchungen mit ihren Laborwerten, das bestätigt auch das Elektrokardiogramm. Weiter liest man aus der Krankengeschichte, dass der Eintritt in die Klinik eine beruhigende Wirkung hat, gemäss Pflegerapport schläft Lina die erste Nacht gut. Tagsüber ist sie freundlich und nett, liegt aber oft einfach ruhig auf dem Rücken, den Blick starr zur Decke gerichtet. Schlafmittel lehnt sie ab. «Frl. Zingg schlief anfänglich wenig, wollte jedoch kein Medikament haben. Nach Mitternacht schlief Patientin gut.» Bemerkenswert ist die Differenz zwischen dem Pflegerapport, der die Entspannung in den Fokus rückt, während der Arzt in seinem Ersteintrag Linas Verwirrung betont: «Wenn man sie anspricht, tritt deutlich zutage, dass sie vorbeiredet, auf ihr gestellte Fragen völlig unpassende Antworten gibt, als ob sie die Frage überhaupt nicht gehört hätte und zeitweise zerfahren daherredet. Wie auch der persönliche Eindruck auf eine Debilität hinweist. [...] Die Pat. [Patientin] nimmt keinerlei Kontakt mit den andern Pat. auf, sitzt abgekapselt auf der Stube und näht oder strickt, hilft aber auch willig bei der Hausarbeit, wenn die Schwestern dazu auffordern. Und erweist sich dabei als geschickt und fleissig.»

Nach 17 Tagen fällt das Ärzteteam beim gemeinsamen Rapport eine erste Entscheidung. Da der Zustand der Patientin unverändert ist, wird mit einer «grossen Insulinkur begonnen». Also mit einer Schocktherapie. Über das tägliche Spritzen des Insulins wird der Körper künstlich in ein Koma versetzt, anschliessend lässt man die Patienten langsam wieder aufwachen. Der Körper mobilisiert bei dieser gezielten Rosskur – so hätte sie Lina vielleicht genannt, hätte man sie gefragt – besondere Kräfte, und genau diese sollen Körper und Geist in der Selbstheilung unterstützen. Nebst diesen via Schock ertrotzten Überlebensreflexen wird der über Wochen oder Monate angelegten Kur auch eine psychotherapeutische Wirkung zugeschrieben, da die Kranken dabei eng betreut und umsorgt werden müssen. Der Therapieentscheid der Wiler Psychiater fällt übrigens in eine Zeit, in der die Insulinkur andernorts bereits wieder abgesetzt wird. Zum Beispiel im Zürcher Burghölzli, dort also, wo man sie in den 1930er-Jahren entwickelt hatte. Hier arbeitet man inzwischen mit Elektroschock, damit lassen sich dieselben Effekte erwirken, aber mit kleinerem Aufwand und weniger Kosten.

Zurück zur Patientin Lina Zingg. Bei ihr lassen die Erfolge der täglichen Spritzenkur vorerst auf sich warten: «Im bisherigen Verlauf der Insulinbehandlung sind keine wesentlichen Veränderungen des psychischen Zustands eingetreten. Die Pat. steht immer noch läppisch lächelnd auf der Abt. [Abteilung] herum, arbeitet, wenn man sie dazu auffordert, recht fleissig, ist von sich aus aber völlig initiativlos. Die Insulinkur wird fortgesetzt.» Nach 24 Kurtagen stellt sich dann endlich ein erster Erfolg ein: «Objektiv gesehen hat sich der Zu-

stand insofern etwas gebessert, als die Pat. jetzt ab und zu von sich aus an Arbeiten herangeht und weniger häufig *ihre Zustände,* wie sie die immer noch gelegentlich auftretende Zerfahrenheit bezeichnet, bekommt. Sie wirkt auch etwas weniger steif, zeigt jedoch immer noch ein recht inadäquates affektives Verhalten, lacht läppisch in unangepassten Situationen, ist zeitweise abweisend, auch wenn ihr die Schwestern freundlich entgegenkommen, und drängt sich auf der andern Seite fast klebrig wirkend zu Arbeiten auf, bei denen sie nicht gebraucht würde.»
Der ärztliche Rapport widerspiegelt mit den stereotypen Zuschreibungen wie *läppisch* oder *inadäquates affektives Verhalten* die damals übliche Terminologie in der Diagnostik von Schizophrenie. Bei den Deutungsmustern setzt sich zudem der männlich geprägte Blick aus dem Bildungsbürgertum durch. Möglicherweise sind Linas unbeholfene Versuche, sich im langweiligen Klinikalltag nützlich zu machen, weniger Anzeichen einer psychischen Störung als ein gesunder Impuls der auf Arbeit getrimmten Bauerntochter. Sie kennt das Nichtstun – ausser sie liegt schwerkrank im Bett – nur als Zustand der Sünde, der, nebst der Langeweile, allenfalls Schuldgefühle provoziert. Solche Deutungsraster, die in den Alltag eines mausarmen Rheinthaler Bauernmädchens ausgegriffen hätten, konnte man damals weder in den medizinischen Lehrbüchern noch von den damit ausgebildeten Psychiatern erwarten. Die Bauernstube war für die Herren Doktoren eine Terra incognita.

Sechs Wochen nach Lina Zinggs Einweisung fasst der Chefarzt der Klinik, Dr. Rauheisen, in einem ersten Resümee die Befunde und Beobachtungen in eine Diagnose: «Hebephrenie und Debilität leichten Grades bei einem jetzt 18-jährigen Mädchen aus sehr primitiven Verhältnissen». Der Klinikleiter bestätigt damit die bereits vom Hausarzt und Pfarrer prognostizierte Diagnose der Schizophrenie, denn Hebephrenie ist nichts anderes als eine Unterkategorie davon, bei der vor allem die affektiven Äusserungen unterdrückt oder nicht

nachvollziehbar seien und bei der zusätzlich Denkstörungen auftreten würden.
Heute würde man Linas nervöse Unruhe, ihre Schlafstörungen und den zunehmenden Rückzug in Absenzen und Schweigen vermutlich ganz anders deuten. Vielleicht als Ausdruck einer Erschöpfungsdepression der jungen Frau, die von ihrer Fabrikarbeit und dem familiären Haushalt überfordert war, oder aber als posttraumatisch ausgelöste Psychose bei einem heranwachsenden Mädchen, das mit dem frühen Verlust der Mutter und zweier Schwestern im emotional rauen und vereinsamenden Klima des väterlichen Haushalts alleingelassen wurde. Damals bewegte sich die Psychiatrie in einem ganz anderen Koordinatensystem.
Die chefärztliche Diagnose bestätigt also, was man seit Eintritt erwartet hat. Und fügt schlank eine zweite Diagnose hinzu, die der *Debilität leichten Grades*. Auch diese wurde von Pfarrer Stocker bereits vorweggenommen, denn er hält von Linas Intelligenz nicht eben viel. Die Patientin sei acht Jahre in die Primarschule gegangen. Sehr intelligent sei sie nie gewesen, aber sie sei gerade so mitgekommen, hat er dem Arzt erzählt. Lina selbst dagegen hat einen etwas anderen Blick auf ihre Schulkarriere. Sie erzählt den Ärzten nicht ohne Stolz, dass sie, obwohl sie ab der sechsten Klasse den Haushalt daheim alleine habe machen müssen, alle acht Jahre Primarschule ohne Repetitionen habe absolvieren können. Sie habe in der Schule nie sehr gut gelernt, besonders beim Schreiben habe sie Mühe gehabt, aber sie sei nie sitzengeblieben. Ihr Bruder Werner kann dies bestätigen, er erinnert sich noch heute, wie geschickt sie in der Haushaltsführung war und dass ihre Versetzung in die nächste Klasse nie wirklich infrage gestellt war.
Die Ärzte in Wil sehen dies anders und ziehen dabei einen diagnostischen Helfer hinzu: Den Hamburg-Wechsler-Intelligenztest für Erwachsene, den sogenannten HAWIE, mit dem Lina zwölf Tage nach ihrer Einweisung geprüft wird. In jener Krankheitsphase also, in der sie gemäss ärztlichen Protokollen «zeitweise vorbeiredet» und die grösste Zeit «fast vollstän-

dig mutistisch» dasitzt. Das Ergebnis des Tests lässt sich in der Absolutheit seiner arithmetischen Härtegrade nachlesen, im Ersteintrag von Linas Krankenakte, noch vor der Anamnese: «[...] Es ergibt der Hamburg-Wechsler- Intelligenztest nur einen Intelligenzquotienten von 75, wobei der Verbalteil mit 69 wesentlich schlechter absolviert wurde als der Handlungsteil mit 82.» Eigentlich wissen die Psychiater, dass kognitive Leistungen bei einer Psychose oder schweren Depression völlig reduziert sein können. Sie schreiben dies denn auch ordentlich als Kommentar in die Krankengeschichte, und Dr. Rauheisen weist in seinem späteren Bericht an die zuständige Behörde explizit darauf hin: «Lina Zingg leidet an einer Geisteskrankheit (Schizophrenie) [...]. Ob gleichzeitig bei ihr ein Intelligenzmangel (Schwachsinn im medizinischen Sinne) vorliegt, können wir erst nach Abklingen des jetzigen Schubs der Geisteskrankheit mit Sicherheit entscheiden, da eine verwertbare Intelligenzprüfung bei Fräulein Zingg erst durchgeführt werden kann, wenn die übrigen geistigen Störungen zurück gegangen sind.»

Leider geht diese verwertbare Intelligenzprüfung – aus welchen Gründen auch immer – bei Lina vergessen. Und so werden sämtliche gutachtenden Ärzte im Fall Lina Zingg stets wieder die erwähnten HAWIE-Resultate zitieren und als Beleg ihrer Debilität hinterlegen. Während über 50 Jahren. Überdies, auch das sei noch angemerkt, werden die Testwerte erst noch zu Linas Ungunsten ausgelegt. Denn bei einem Intelligenzquotienten zwischen 70 und 80 spricht man gemäss Lehrbuch von leichter Minderbegabung, aber noch nicht von Schwachsinn. Und im Handlungsteil des Tests liegt Lina mit ihren 82 Punkten sogar im Bereich der Normalität. Man hätte in die Krankenakte der psychisch erkrankten jungen Frau also ebenso gut schreiben können, dass das Mädchen mit seinem ärmlichen Hintergrund und trotz seiner akuten Psychose eine durchaus bemerkenswerte kognitive Leistung zeigt. Doch nun steht da das medizinisch autorisierte Verdikt der *Debilität leichten Grades.* Es wird sich künftig wie eine blutsaugende Zecke in Linas Leben festsetzen, unwiderruflich und therapieresistent. Wird später gar diagnostisch verschärft, in manipulativer Absicht, wie noch zu zeigen sein wird: Die *Debilität leichten Grades* wird zu einer Oligophrenie, also zu einem eigentlichen Intelligenzdefekt, sprich Schwachsinn erhoben.

Die Ereignisse und Akten, die aus dem Bauernmädchen Lina den *Fall Lina Zingg* machen, bergen noch weitere bemerkenswerte Fakten. Der überweisende Hausarzt berichtet in seinem Überweisungsschreiben bekanntlich von einer *Vergewaltigung* des jungen Mädchens. Lina wird in der Anamnese zum nächtlichen Vorfall befragt; der Arzt notiert, was sie erzählt:

> Am Palmsonntag sei sie das erste Mal allein ins Dorf gegangen und habe dort eine Freundin getroffen, mit der sie auf dem Velo die Strasse entlanggebummelt sei. Dabei hätten sie zwei Burschen angesprochen, die sie früher noch nie gesehen habe. Die Burschen hätten sie zu Bier und Wein eingeladen, die Freundin sei aber nicht mitgegangen und sie habe mit den beiden verschiedene Wirtschaften besucht. Sie sei etwas angetrunken gewesen und habe nicht mehr recht Velo fahren können, deshalb habe ihr der Bursche angeboten, sie solle mit ihm nach Hause kommen und könne sich dort ausschlafen. Sie sei ohne weiteres Zögern mit ihm aufs Zimmer gegangen, habe sich ins Bett gelegt und geschlafen. So viel sie wisse, habe sie sich nicht einmal ganz ausgezogen, sondern nur das Kleid abgenommen. Sie könne sich nicht mehr genau erinnern, was in dieser Zeit auf dem Zimmer des Burschen alles vor sich gegangen sei, denn sie sei durch den ungewohnten Alkoholgenuss sehr müde gewesen. Nach einiger Zeit sei ein Mann gekommen und habe sie mitgenommen. Sie habe die Nacht, so viel sie sich erinnern könne, im Polizeilokal verbringen müssen und sei dann am Morgen nach Hause gegangen.

Nun kann man Linas Behauptung, sie wisse nicht mehr, was auf dem Zimmer so alles geschehen sei, als reine Schutzbehauptung interpretieren, um der drohenden väterlichen Strafe zu entgehen. Ob Lina in ihrem depressiven und psychotischen Zustand zu solch gezielten Tricks überhaupt fähig gewesen wäre, ist zweifelhaft. Jedenfalls war sie stark alkoholisiert und scheint keine klaren Erinnerungen an jene Nacht mehr zu haben. Befragt man sie heute, wiederholt sie jene Version, die sie damals dem Arzt erzählte. Der in die Sache verwickelte junge Mann aber wird gar nicht befragt – jedenfalls ist eine etwaige Befragung nicht aktenkundig –, und seine Identität bleibt in den Akten durchgängig geschützt.
Warum Hausarzt Dr. Sandstein in seinem Einweisungsschreiben so überzeugt von einer Vergewaltigung schreibt, bleibt unklar. Und es kümmert die Wiler Psychiater bei ihrer Anamnese auch nicht weiter. Die behauptete Vergewaltigung und allfällige Folgen für das Opfer sind schlicht kein therapeutisches Thema. Erst vier Wochen nach der Einweisung wird auf Verlangen des zuständigen Bezirksamts Althausen eine gynäkologische Untersuchung angeordnet, zwecks Klärung von Linas Jungfräulichkeit. Die junge Frau wird zu einer Ärztin geschickt, der Befund kommt mit kollegialer Hochachtung an die Kollegen in der Klinik zurück:

> Die gynäkologische Untersuchung vom 26.IV. ergab folgenden Befund:
> Hymenalsaum erhalten, an zwei Stellen scheint er eingerissen. Trotzdem ist es schwierig zu behaupten, dass die Patientin nicht mehr virgo ist. Vagina ohne Befund. Portio virginell. Uterus anteflektiert, normal gross, Adnexgegenden beidseitig frei. Diagose: normales Genitale.

Interessanterweise zieht der Wiler Chefarzt Dr. Rauheisen aus dem nicht eindeutigen Befund den umgekehrten Schluss seiner Kollegin: «Die vom Bezirksamt Altstätten verlangte gynäkologische Untersuchung wurde am 26.4.58 von Frl. Dr. Ernst durchgeführt. Demnach ist es fraglich, ob die Pat. noch virginell ist (Einzelheiten siehe Bericht von Dr. Ernst vom 1.5.58).» Er schlägt sich mit seiner Lesart also auf die Seite jener, die eine Vergewaltigung durch den jungen Burschen als wahrscheinlich annehmen. Jedoch führt dies nicht etwa zu einer Intervention im Interesse seiner Schutzbefohlenen, sondern er macht sich in seinem späteren Bericht in solidarischem Schulterschluss sogleich zum Anwalt des jungen Mannes: «Am 30.3. wurde es [das Mädchen] von einem etwas jüngeren Burschen alkoholisiert und zum gemeinsamen Schlafen verführt, wobei es wahrscheinlich auch zum Sexualverkehr oder zumindest zu einem entsprechenden Versuch kam. Für den Laien, namentlich für einen ungebildeten, dürfte es bei einer kurzen Begegnung kaum erkennbar gewesen sein, dass die Pat. schwachsinnig und dazu noch geisteskrank ist.»

Lina selbst wird noch ein paar Monate in der Klinik bleiben. Sie hat heute, wie schon erwähnt, sehr unterschiedlich präzise Erinnerungen an diese Tage und Wochen. Einerseits malt sie detailgetreue Skizzen der Interieurs von Sälen und Zimmern, sie weiss den Namen der Dame am Empfang und dass sie den Schwestern in der Wäscherei half, und sie erinnert sich mit Unbehagen an die vielen Spritzen in ihren Bauch. Dann aber gibt es auch Filmrisse, etwa wenn es um die so fremden Herren Ärzte geht, die sie befragten und die so oft bei ihr auf Visite waren. Und sie spricht in dem ihr eigenen schlaksigen Ton von dieser Zeit als *Zeit in den grauen Wänden.*

II

Keine Chance für Lina

Nach sechs Wochen stationärer Behandlung stellt Chefarzt Rauheisen eine leichte Besserung bei Lina Zingg fest. Die Patientin sei zugänglicher geworden, ein gewisser «affektiver Rapport» sei jetzt mit ihr möglich, jedoch sei sie noch recht steif, so beobachtet er. Und er empfiehlt, da Linas Gesundheitszustand sich als robust bewährt und das im Krankenhaus Flawil angefertigte Elektrokardiogramm keine krankhaften Veränderungen anzeigt, die Fortsetzung der «grossen Insulinkur: Die Pat. hatte die Insulinkur bis jetzt komplikationslos vertragen, die in den ersten 14 Tagen auftretenden starken Zuckungen während der schweren Benommenheit hatten zu einem epileptischen Anfall geführt, unter zusätzlicher Behandlung mit Luminal, später Belladenal wiederholte sich der Anfall nicht mehr, und die Zuckungen blieben in bescheidenem Rahmen». Allerdings hält die konstatierte Besserung nicht wirklich an, es kommt im Gegenteil zu einem Rückfall, wie der diensthabende Arzt notiert: «Während in den ersten vier Wochen der Kur eine deutliche Besserung des psychischen Zustandes zu verzeichnen war, scheint die Pat. in den letzten Tagen wieder deutlich steifer geworden zu sein, redet jetzt, während sie vor 14 Tagen gedanklich vollständig geordnet war, zeitweise wieder zerfahren und scheint, obgleich sie dies negiert, ihrem Verhalten nach gelegentlich zu halluzinieren, denn sie unterbricht immer wieder ihre Näharbeit, starrt in eine Ecke der Decke und kommt wie aus einer andern Welt zurück, wenn man sie in diesem Augenblick anspricht.»
Nach gut zweieinhalb Monaten wird die Insulinkur langsam ausschleichend beendet, ohne dass sich die anfängliche Besserung wieder eingestellt hätte. Man beschliesst deshalb, es anschliessend noch mit einem Psychopharmakon zu versuchen. «Da die Pat. in ihrem jetzigen Zustand nicht entlassungsfähig ist, soll nach erfolglos abgeschlossener Insulinkur noch eine grosse Largactilkur versucht werden, die in den nächsten Tagen begonnen wird.» Largactil ist ein Neuroleptikum und hat beruhigende und antipsychotische Wirkung, wirkt also bei Wahnvorstellungen und Halluzinati-

onen, aber auch als beruhigendes Mittel bei Ängsten, Unruhe und Erregungszuständen. Das Medikament wurde in den Kliniken seit ungefähr 1953 bei schizophrenen Patienten eingesetzt.

Während man in diesen Therapiewochen auf weitere Besserung hofft, beginnt man sich in der Klinik Gedanken zu Linas Zukunft zu machen. Da die junge Frau noch minderjährig ist, wäre zuallererst ihr Vater für diese Frage zuständig. Dieser möchte seine Tochter offenbar so schnell wie möglich wieder zurückhaben, sie soll wieder in die Fabrik gehen und zu Hause anpacken, soll sich so gut wie möglich einfügen in den bäuerlichen Haushalt, zu tun gibt es genug. Doch die Wiler Ärzte sehen das anders. Man ist gewillt, Lina nicht in diese «primitiven Verhältnisse» mit ihren Überforderungen zurückzuschicken. Man hat sich inzwischen ein Bild gemacht von der ganzen Familie, insbesondere aber von diesem querköpfigen Vater, mit dem man in den fast fünf Monaten «noch nie Fühlung nehmen» konnte, über den man aber – dem Herr Pfarrer seis gedankt – doch einiges erfahren hat.

> Vater und Kinder besorgen den Haushalt noch immer selber. Eine Nachbarsfamilie besorgt die Wäsche. Vom kath. Pfarramt wurde dem Vater mehrmals vorgeschlagen, er möge eine Flickerin nehmen, die jede Woche die Kleider in Ordnung bringen soll. Auch dürfe er sich nach einer gelegentlichen Haushaltshilfe umsehen. Die Rechnung dafür hätte der kath. Frauenbund beglichen. Der Vater sei aber nicht auf diese Vorschläge eingegangen, was allerdings – und dies scheint der Pfarrer nicht überlegt zu haben – wohl darauf zurückzuführen ist, dass heutzutage Haushaltshilfen und Flickerinnen sehr dünn gesät sind, besonders wenn sie dazu noch verwahrloste Verhältnisse antreten sollten.

So protokolliert der Arzt sein Gespräch mit Pfarrer Stocker. Niemand denkt daran, dass Bauer Hans vielleicht auch aus Scham nicht auf die pfarrherrlichen Vorschläge eingetreten sein könnte. Weil er sein verwahrlostes Haus und die ärmliche Habe vor fremden Blicken und vermutlich geschwätzigem Mund schützen möchte. Schliesslich hat auch er seinen Stolz. Dass damals, nach dem Tod seiner Frau, für ein paar Jahre seine Schwägerin bei ihm wirtschaftete, das ging als innerfamiliäres Arrangement in Ordnung. Aber eine Fremde ist etwas anderes. Und ausserdem weiss Hans Zingg, was seinen frauenlosen Haushalt angeht, eine weit bessere Lösung: Er schmiedet Heiratspläne, mit einer Appenzellerin aus Heiden, in ein paar Wochen soll es so weit sein, dann würde wieder eine ordentliche Frau an seinem Herd stehen. Auch das hätten der Herr Pfarrer und die Ärzte von Linas Vater erfahren können, hätte ein längeres Gespräch mit ihm überhaupt stattgefunden.

Jedoch passiert in den ersten fünf Monaten diesbezüglich gar nichts. Die Einträge in der Krankenakte und die weitere Entwicklung der Geschichte lassen vermuten, dass die Ärzte an einem Austausch nicht wirklich interessiert sind. «Der Vater, den wir nur flüchtig kennen, dürfte schwachsinnig sein», schreibt Chefarzt Dr. Rauheisen schon früh in die Krankenakte, ohne den Mann je gesehen zu haben. Aber auch Linas rechtlicher Beistand wird in der Frage nicht konsultiert. Als Halbwaise war Lina nach dem Tod ihrer Mutter zusammen mit ihren drei Brüdern automatisch verbeiständet worden. Man hatte damals für das Amt den Hufschmied des Dorfes eingesetzt, Peter Schmetzer, einen Nachbarn der Familie, eine stille Übereinkunft zwischen Behörde und Familie. Die Wiler Ärzte wissen um diesen Beistand, denn auf dem Deckblatt der Akte ist er namentlich vermerkt. Als Ansprechperson aber kommt Peter Schmetzer für sie offenbar nicht infrage, jedenfalls ist nirgends eine entsprechende Notiz greifbar. Vielleicht zweifeln sie – nicht unbegründet, wie sich zeigen wird – an seiner Kompetenz, oder aber sie scheuen seinen

Widerstand. Denn die Herren Doktoren in Wil haben ihre eigenen Pläne.
Chefarzt Rauheisen fackelt nicht lange, er will einen radikalen Schnitt und steuert den Entzug der elterlichen Gewalt des Vaters an. Im Wissen, dass die Behörden in dieser Frage aufgrund der geltenden Gesetze leichtes Spiel haben. Einer seiner Kollegen spricht in der heiklen Angelegenheit telefonisch mit Pfarrer Stocker. Dieser schreckt vor solch forschen Plänen allerdings vorerst zurück.

> Auf die Mitteilung hin, dass wir Entzug der elterl. Gewalt gegenüber dem Vater in Erwägung gezogen hätten, meint er sogleich, damit möge man unbedingt noch zuwarten, umso mehr als eigentlich das vorliegende Material diese letzte Massnahme kaum zu begründen vermöchte.

Der Arzt aber drängt und bittet den Pfarrer, mit dem unbekannten Vater Tacheles zu reden: «Ich rate dazu, den Vater nun ernstlich vor die Tatsache zu stellen, dass eine Rückkehr des Mädchens zu ihm nach Hause nicht in Frage komme und wir die Patientin nur dann entlassen können, wenn er auf diese Bedingung eintrete. Unsererseits würde dann ein geeigneter leichter Platz bei verständiger Familie gesucht (was allerdings Zeit braucht).» Schliesslich erklärt der Pfarrer sich bereit, mit Bauer Hans die Sache zu besprechen und ihn für eine Aussprache in Wil zu motivieren. «Es wird dann vom Resultat dieser und der vorgängig mit dem Pfarrer stattfindenden Besprechung abhängig gemacht werden müssen, ob vormundschaftliche Massnahmen im Sinne einer Verfügung oder des Entzugs der elt. [elterlichen] Gewalt unumgänglich sind.»
Im Weiteren hofft der verhandelnde Arzt, mithilfe des Pfarrers doch noch fürsorgerische Unterstützung für die Familie einfädeln zu können. «Ich bitte nun den Pfarrer sehr, uns in der Richtung behilflich zu sein, dass er den Leuten hilft, jemanden zu finden, der – wenn

nicht beständig – so doch in regelmässigen Zeitabständen den Haushalt in Ordnung bringt (der kath. Frauenbund soll sich da einsetzen).» Pfarrer Stocker erklärt sich auch damit einverstanden und verspricht, die Sache an die Hand zu nehmen. Am Schluss der Besprechungsnotiz wird noch einmal das Versagen des Vaters ins Zentrum gerückt:

> Schliesslich stellt sich auch noch heraus, dass auch die andern Kinder vom Vater allzu leicht überfordert werden. Der jüngste Bub sei in seiner geistig-seelischen Entwicklung auffallend im Rückstand. Der Vater – so meint der Pfarrer – sei eben doch weitgehend beschränkt, er meine es ja sonst nicht übel, aber er sei halt auch jähzornig und darunter scheint besonders die Pat. gelitten zu haben.

Werner, Linas ältester Bruder, der später den väterlichen Hof übernehmen wird und heute längst pensioniert ist, liest Akteneinträge wie die zitierten mit einem hilflosen Schulterzucken. Der Vater sei ein roher Mann gewesen, das sei richtig, man habe nicht viel sagen dürfen, und schon habe man eine abgekriegt. Aber dass er schwachsinnig gewesen sei, weist er weit von sich. Und Emma, seine Frau, die als Nachbarmädchen mit den Zingg-Kindern aufgewachsen ist, die Vater Zingg also seit jeher gekannt hat und die später mit ihm als seine Schwiegertochter im selben Haushalt lebt, zeigt sich empört. Er getraute sich halt nie etwas zu sagen, so übersetzt sie die von den Ärzten aufgestellte Ferndiagnose des Schwachsinns. Und vielleicht habe er sich ja auch deshalb nicht um ein Treffen mit den Ärzten bemüht. Lina selbst aber hat vor allem den Zorn ihres Vaters nicht vergessen und seine Schläge. Sie wirft, wenn sie erzählt, zur Illustration eine paar kräftige Ohrfeigen durch die Luft. Und stellt nüchtern fest, das habe so lange fortgedauert, bis sie sich gewehrt und zurückgeschlagen habe. Dann habe sie ihre Ruhe gehabt.

Ob Bauer Zingg wortgewaltig oder vielmehr eher hilflos störrisch um die Heimkehr seiner Tochter kämpft, findet sich nicht in der Krankenakte. Dort steht lediglich ein Hinweis, dass er nach Bekanntgabe der ärztlichen Pläne mehrmals nach Wil reist, um seine Tochter zurückzuholen. Dass er sich tatsächlich querstellt und dass ihm dies zusätzlich angelastet wird, kann man in der dicken Vormundschaftsakte von Lina Zingg genauer nachlesen. Und zwar im allerersten Dokument, dem chefärztlichen Antrag zum Entzug der elterlichen Gewalt Hans Zinggs und zur Bevormundung von dessen Tochter Lina. Der Antrag richtet sich an das Waisenamt der Gemeinde Vorderberg, datiert vom 19. September 1958, und wird, wie erwähnt, von Klinikdirektor Rauheisen verfasst und von Abteilungsarzt Dr. Müller mit unterzeichnet.
Der auf drei Schreibmaschinenseiten ausgelegte Antrag ist in vielen Punkten informativ. Zum einen illustriert er die diagnostische Entwicklung des Falls. Aus der im Aufnahmerapport als *rotwangigen* und *gesund aussehenden* jungen Frau, die etwas schmutzig und ungepflegt daherkommt – damals in ländlich armem Milieu nicht eben selten –, ist eine verwahrloste Irre geworden.

> Das Mädchen wurde in schwer verwahrlostem Zustand, vor Schmutz starrend, von ihrem Vater zu uns gebracht, der angab, dass sie seit ca. zwei bis drei Jahren geistig nicht mehr normal sei, ohne dass es bisher zu einer Internierung gekommen sei.

In der Anamnese sprach man noch von einem Jahr schleichender Erkrankung, nun sind daraus zwei bis drei geworden. Überdies wird die gestellte Diagnose als gesichert präsentiert, obwohl wichtige Symptome wie Halluzinationen und Wahnvorstellungen fehlen. Die Besserung von Linas Zustand wird als Erfolg der Klinik verbucht:

> Es liegt bei Lina Zingg, die zudem noch in leichterem Grade schwachsinnig ist, eine Geisteskrankheit (Schizophrenie) vor. Durch intensive Behandlung konnten wir die geistigen Störungen zwar nicht völlig heilen, jedoch soweit bessern, dass das Mädchen in Kürze wieder ausserhalb der Anstalt gehalten werden könne.

Nachfolgend skizziert der Direktor die Uneinsichtigkeit des Vaters für seinen Plan, die Patientin an eine geeignete Haushaltsstelle zu vermitteln.

> Der Vater der Patientin ist mit unseren Vorschlägen nicht einverstanden und verlangt, dass das Mädchen nach Hause komme und ihm und den beiden jüngeren Brüdern den Haushalt führe. Dem Mädchen gegenüber erklärte Herr Zingg ausserdem, dass sie, wenn er wieder geheiratet habe, was in den nächsten Wochen erfolgen soll, wieder in die Fabrik gehen und gleichzeitig der Stiefmutter, die eine grössere Anzahl Kinder mitbringt, im Haushalt helfen könne.

In der anschliessenden Begründung zum geforderten Entzug der elterlichen Gewalt verschiebt Dr. Rauheisen ein klein wenig die Perspektive. Auslöser von Linas Erkrankung ist plötzlich nicht mehr die erbliche Belastung durch die Mutter, sondern vielmehr die frühere Uneinsichtigkeit des Vaters, der «das Mädchen erheblich über seine Kräfte belastet» und der es zudem versäumt habe, sie rechtzeitig «der dringend notwendigen Anstaltsbehandlung zuzuführen». Die nächste Überforderung Linas im Falle einer Heimkehr sei für ihn deshalb nur eine Frage der Zeit, führt der Chefarzt weiter aus, und so bleibe ihm, da der Vater sich – auch nach mehrmaligen Versuchen, ihn umzustimmen – beharrlich gegen eine Fremdplatzierung stemme, als

nächster Schritt nur der Entzug der elterlichen Gewalt. «Wir halten es nun für unverantwortlich, Lina Zingg in die gleichen Verhältnisse zurückzuversetzen, wie dies ihr Vater, der, soweit wir dies nach einer kürzeren Unterredung beurteilen können, schwachsinnig zu sein scheint, von uns verlangt und möchten den Antrag stellen, Herrn Zingg die elterliche Gewalt über das Mädchen gemäss Art. 283 ZGB [sic] zu entziehen und einen Vormund für sie zu ernennen.»
Dr. Rauheisen stützt sich in seinem Begehren dann korrekterweise auf Art. 285 des Zivilgesetzbuches (ZGB), auf einen der drei unrühmlich bekannt gewordenen Artikel, die es den Schweizer Behörden seit 1912 erlaubten, Kinder den Eltern zu entziehen und in Heimen oder Privathaushaltungen zu platzieren, wenn das sogenannte Kindswohl gefährdet schien. Die Behörden intervenierten nicht etwa nur bei schwerem Missbrauch durch die Eltern oder grober Vernachlässigung ihrer Pflichten, sondern oft auch bei unehelichen Kindern, wenn Armut den Familienalltag knechtete oder eine Familie nicht ins bürgerliche Lebensmodell einzupassen war. Man weiss inzwischen von den Dramen dieser verlorenen Kinder, die von der Landstrasse, aber auch aus proletarischen Stuben geholt wurden; mittlerweile sind einige der meist trostlosen Heim- und Verdingkarrieren dokumentiert, man hat davon gelesen, auch vom nicht minder grossen Leiden der behördlich beraubten Eltern.[2]

Selbst im Wissen um diese behördliche Willkür in der Schweiz des letzten Jahrhunderts irritiert im vorliegenden Fall, dass hier ein Vater sogleich entmündigt werden soll, nur weil er, ein Witwer, seine Tochter aus der Klinik wieder heimholen möchte an den bäuerlichen Herd und sie einem Frauenschicksal zuführen will, das – wie man aus Erzählungen und der Forschung weiss – in der bäuerlichen Unterschicht von damals gang und gäbe war. Unverheiratete Frauen hatten ihren Vätern und Brüdern und Onkeln den Haushalt zu richten, solange diese noch nicht oder nicht mehr verheiratet waren, und was von allen Töchtern und Schwestern erwartet wurde, galt erst recht für Frauen wie Lina, die vielleicht nicht ganz so schnell im Kopf waren, oder für solche, die sich mit einem körperlichen Handicap abzufinden hatten. Als tüchtige Haushälterinnen waren gerade sie im familiären Haushalt hochwillkommen, weil der Heiratsmarkt sie nicht allzu schnell wieder weglocken würde.

Nun könnte man wohlwollend vermuten, dass hier für einmal ein Arzt sich besonders ins Zeug legte, um einer jungen Frau genau dieses Schicksal familiärer Knechtschaft zu ersparen. Doch diese Lesart verliert schnell ihre Plausibilität. Zum einen irritiert die von den Ärzten antizipierte Zukunft, die sich nur unmerklich von den Plänen des Vaters unterscheidet: In beiden Entwürfen soll Lina ihr Glück am häuslichen Herd als Dienstmädchen finden. Zum anderen aber – und das ist, in den Kontext historischer Zeitgeschichte eingebettet, weit bemerkenswerter – ist da noch ein zusätzliches Argument, das Dr. Rauheisen in die Begründungskette seines Antrags schiebt, fast schon beiläufig, sodass man es leicht überlesen kann. «Es [das Mädchen] entbehre zudem der notwendigen Beaufsichtigung, sodass es, wie am Tag vor der Anstaltsaufnahme, zu Zwischenfällen kommen konnte, die das Mädchen sittlich schwer gefährden.» Es geht also offenbar ebenso sehr um die Kontrolle der jungen Frau. Und deren sexuelle Autonomie. Es spricht einiges dafür, dass sich in der leicht dahingeschriebenen Nebenbemerkung gar der ursächliche Beweggrund versteckt, der nicht nur zum forschen Entmündigungsverfahren des Vaters führte, sondern überhaupt zur Konstruktion des psychiatrischen Falls Lina Zingg. Bekanntlich wird Lina ja nicht wegen ihrer Leiden, sondern in flagranti aus dem Bett eines jungen Mannes in die Klinik eingewiesen. Just in jenem Moment, als das junge Mädchen sexuell erwacht und sich für die landesüblichen Triebkontrollen nicht ganz so zugänglich zeigt wie erwünscht. Zudem ist Lina attraktiv, dies wird in der Krankengeschichte mehrmals betont und ist auch mit Fotografien belegt. Der Vorfall in der Kammer löst Alarm aus. Und katapultiert Lina über Nacht aus ihrem Dorf in ein neues Kräftefeld ge-

sellschaftlicher Kontrolle: in die vor demokratischen Prozessen gut geschützte und von der Medizin autorisierte Psychiatrie.
Es geht den Ärzten in Wil also weniger um das Wohl ihrer Patientin als um die Beschränkung ihrer sexuellen Autonomie.[3] Damit helfen sie mit bei der gesellschaftlich verordneten Kontrolle über die weibliche Sexualität und erfüllen gleichzeitig ihren eugenischen Auftrag, den gesunden Volkskörper vor minderwertigem Erbgut zu schützen. Die Ideologie der genetischen Volkshygiene war nämlich nicht etwa nur im nationalsozialistischen Deutschland wirksam, sie bestimmte fast ein Jahrhundert lang die medizinischen und fürsorgerischen Konzepte auch in der Schweiz. Menschen wie Lina sollten sich – wenn immer möglich – nicht reproduzieren, die Weitergabe ihrer krummen Gene sollte verhindert werden. Und in der Wahl der Mittel zeigte man sich nicht zimperlich.

Die Forschungsresultate zu diesem Kapitel Schweizer Medizin- und Sozialgeschichte sind noch kärglich, der Weg zu den Akten bleibt ein ausgebauter Hürdenlauf.[4] Jedoch weiss man, dass das erste europäische Gesetz zur Zwangssterilisation 1929 im Kanton Waadt verabschiedet und die erste Zwangssterilisierung in der Schweiz durchgeführt wurde. Und man weiss, dass Hitlers Zwangssterilisationsgesetz von 1934 hierzulande zu einem sprunghaften Anstieg der Sterilisationen führte, vor allem bei Frauen.[5] Ebenfalls bekannt ist, dank mutigen Zeugnissen von Betroffenen, dass diese Praxis bis in die 1980er-Jahre fortgesetzt wurde. Chefarzt Rauheisen zückte in seiner Wiler Klinik noch 1972 das Skalpell, um einer 18-jährigen Schwangeren ein Kind abzutreiben, gegen ihren Willen, und er sterilisierte sie anschliessend unter Zwang, weil sie «schwachsinnig» und «psychopathisch» gewesen sein soll.

Lina ist aus Sicht der Ärzte ein Prototyp für eugenische Massnahmen. Sie stammt aus einer in ärztlicher Optik belasteten Familie, in der Schwachsinn grassiert. Und leidet zudem selbst, nun diagnostisch festgeschrieben,

am Übel der Schizophrenie. Beide Krankheiten rangieren, gepaart mit pathologischer Triebhaftigkeit, ganz oben im Schwarzbuch der damaligen Psychiatrie. Das ist in der Klinik in Wil nicht anders als in Münsterlingen oder im etwas moderneren Zürcher Burghölzli. Im Falle von Lina Zingg scheut Chefarzt Rauheisen den Griff zum Skalpell. Vielleicht ist er sich der Sache doch etwas unsicher. Und schliesslich ist ihm die junge Frau ja nicht als Schwangere zur Rettung anvertraut worden, sondern mit ärztlich bestätigter Halbvirginität. Jedoch braucht die aus Sicht der Psychiatrie triebgesteuerte Frau zweifelsfrei eine enge Kontrolle. Und da der Vater hier kein zuverlässiger Partner ist, muss er ausgeschaltet werden. Nur so kann der Weg frei werden für die vom Chefarzt verordnete Massnahme: eine präventive Fremdplatzierung mit integrierter Kontrolle.
Dieses eugenische Skript, gut verborgen hinter fürsorgerischem Vokabular, zeigt sich, einmal erkannt, als nützlicher Schlüssel, um den Fall wirklich zu verstehen. Er bewährt sich bei der Auflösung weiterer Rätsel, etwa dem, warum dieser Vater nur bezüglich seiner Tochter die elterliche Gewalt abzugeben hat, nicht aber für seine Söhne. Ginge es tatsächlich um die beklagte Verwahrlosung, müssten die Buben, da jünger, erst recht fremdplatziert werden. Und schliesslich wird vor dem Hintergrund dieser These auch einsichtig, weshalb im Fall Lina Zingg die Herren Doktoren aus Wil und nicht, wie eigentlich zu erwarten wäre, die Fürsorgebehörde aus Vorderberg die Federführung haben. Es geht um eine eugenische Intervention unter hoheitlicher Führung der Psychiatrie. Dabei können die Ärzte auf die bewährte Kooperation mit den Behörden und das Bündnis mit den pfarrherrlichen Verwaltern religiöser Moral setzen. Und so überrascht es nicht, dass die erwartete Absolution seitens des Pfarrers – trotz anfänglichem Zögern – schon bald bei Dr. Rauheisen eintrifft:

> Herr Pfarrer Stocker von Vorderberg, den wir gebeten hatten, nochmals mit Herrn Zingg zu reden, kam ebenfalls zu dem Schluss, dass der Vater völlig uneinsichtig sei und die häuslichen

Verhältnisse äusserst ungünstig für ein gefährdetes Mädchen wären. Es bleibt somit keine andere Wahl, als das Mädchen zu bevormunden.

Bereits acht Tage nach Einreichung des Antrags antwortet das Waisenamt der Gemeinde Vorderberg mit einem ersten positiven Signal. «Wir bestätigen Ihnen hiermit bestens dankend den Empfang Ihres Briefes vom 19. ds., zu welchem der Gemeinderat an der gestrigen Sitzung Stellung genommen hat. Der Gemeinderat ist mit Ihrer Ansicht, das Mädchen in einen Haushalt zu platzieren, voll und ganz einverstanden. Zwecks Entziehung der elterlichen Gewalt wird der Vater Zingg nächste Woche vor das Waisenamt zitiert, um die Sache dann an das Bezirksamt weiterzuleiten. Wir möchten Sie höflich ersuchen, das Mädchen noch so lange bei Ihnen zu behalten, bis die Sache abgeklärt ist.»
Und nur eine Woche später wird Hans Zingg zur Sitzung des Waisenamts vorgeladen, und «nach gegenseitiger Aussprache» unterschreibt der Bauer eine vorbereitete Erklärung, in der er sich einverstanden erklärt, «seine Tochter Lina Zingg, gb. 2.4.1940, z.Zt. in der Heil-Pflegeanstalt Wil, unter Vormundschaft zu stellen, womit ihm die elterliche Gewalt über das Mädchen entzogen ist».
Vater Zingg gibt seinen Widerstand also sozusagen während der amtlichen Vorladung auf. Das ist durchaus nachvollziehbar. Er ist nicht der erste Bauer, der vor der Autorität eines Waisenamtspräsidenten einknickt und sich fügt. Und doch erstaunt diese widerspruchslose Zustimmung, beklagte man doch vorher den renitenten Widerstand des bockigen Vaters eindringlich. Eine mögliche Erklärung für diese Kapitulation findet sich in einem kurzen Briefwechsel, genauer in zwei Briefen, die kommentarlos in zwei unterschiedlichen Dossiers abgelegt sind. Der erste ist an Frau Dr. Ernst gerichtet, an jene Assistenzärztin, die ein paar Wochen zuvor Lina Zinggs Jungfräulichkeit zu begutachten hatte. Geschrieben ist der Brief von Vater Hans, zwei Tage

nach seiner Vorladung vor dem Waisenamt, mit ungeübtem Satzbau und Fehlern, halt so, wie einer schreibt, der mehr von Kühen und der Drainage einer Sumpflandschaft versteht als von dudenkonformer Korrespondenz. Von diesem Brief ist, inklusive Übernahme sämtlicher Orthografiefehler, eine Abschrift in Linas Psychiatrieakte abgelegt, das Original ist nicht aufzufinden. Er dokumentiert die Bestürzung eines Mannes, der vor die Behörden tritt, um seine Tochter zurückzuholen, und dabei von einer Ungeheuerlichkeit überrascht wird, mit der er offensichtlich nicht gerechnet hat: mit einem Inzestverdacht gegen ihn als Vater. Er soll es mit seiner Lina getrieben haben.

Vorderberg, den 8.10.58

Sehr geerthe Frau Dr. Ernst

Was ich vernom habe am Montag vor gemeinderat, dass Ich mit der Tochter unssitlichkeit betrieben habe. Dass ist nicht wahr. Ich habe nur einmal getreut wo sie nicht aufstehen hat wollen zum Essen, aber so viel verstand habe Ich noch gehabt und häte heute noch, dass man mit der eigner Tochter nicht das betreiben darf. Ich bitte Sie, dass Sie dem Gemeinte Aman miteilen und den andern, sonst verurteile Sie an einem andern Ort.
Ich habe unterschrieben, dass die Tochter ein Formunt bekomt für dass sie gelogen hat.

Gruss von Hans Zingg.

Hans Zingg wird also bei seiner Vorladung vor dem Gemeinderat mit einem Inzestvorwurf konfrontiert. Als Taktik im Verfahren kommt diese Anschuldigung durchaus gelegen, denn nun steht nicht mehr nur die Aufsichtspflicht des Vaters unter Anklage, sondern seine moralische Integrität. Nicht nur, dass er keine Kontrolle über seine Tochter hat, er hat sich auch noch bei ihr bedient. Die Herkunft des Gerüchts lässt sich nicht ermitteln, denn in den Akten wird die Angelegenheit nirgends erwähnt. Der Brief verrät einzig, dass Vater Zingg offenbar seine Tochter als Urheberin des Gerüchts beschuldigt und er sie deswegen mit seinem Einverständnis zur Vormundschaft bestrafen will. Aber vielleicht haben ja die Behörden selbst den Vorwurf Lina in den Mund gelegt, eine konkrete Anklage macht sich bei einem amtlichen Verfahren allemal besser als ein vages Gerücht. Oder vielleicht hat Vater Zingg in seiner Scham auch einfach reflexartig eine Schuldige gesucht und sie in seiner sperrigen Tochter gefunden. Wie auch immer, Lina kann, genau besehen, nicht ernsthafte Anklägerin sein in dieser Sache, denn auf dieses schlagende Argument hätten die Psychiater bei ihrem Antrag zweifellos nicht verzichtet. Auch der Umstand, dass Lina den Inzest gegenüber den Ärzten verschweigt, ihn aber bei den Vorderberger Behörden deponiert, ist nicht wirklich denkbar. Schliesslich hat sie in der fraglichen Zeit ja gar keinen Kontakt zu den Dorfhonoritäten. Und es will nicht einleuchten, dass sie sich ausgerechnet diesen Männern in einer derart schambesetzten Sache anvertraut haben soll. Fragt man sie selbst, heute, nach fast 60 Jahren, schüttelt sie dezidiert den Kopf. Schläge des Vaters ja, Übergriffe nein, sagt sie, und wer sie und ihre Geschichte kennt, hat keinen Grund, ihr nicht zu glauben.

Es gibt ausserdem ein offizielles Dokument, das Hans Zingg vom schändlichen Vorwurf des Inzests befreit: Der zweite Brief in dieser Sache, abgelegt in der Vormundschaftsakte, ist ein Schreiben des Wiler Chefarztes Dr. Rauheisen, der den angeschuldigten Vater umgehend in einem Antwortschreiben entlastet.

> Sehr geehrter Herr Zingg,
>
> wir nehmen Bezug auf Ihren Brief an unsere Assistenzärztin Frau Dr. Ernst vom 8. Oktober 1958 und teilen Ihnen dazu mit, dass uns nichts

bekannt geworden ist, wonach Sie sich mit Ihrer Tochter in irgendeiner Weise verfehlt hätten.

Mit vorzüglicher Hochachtung

Der Direktor

Einen einzigen Satz hat der Herr Direktor für die Rehabilitation des verleumdeten Vaters übrig. Dies hätte als Freispruch von höchster Stelle wohl ausgereicht, wenn Herr Thür als zuständiger Gemeindeammann die Entlastung in den Gemeinderat und damit zu den Leuten in Vorderberg zurückgetragen hätte. Doch dies scheint nicht der Fall gewesen zu sein. Das böse Zwischenspiel ist nur mit den isoliert abgelegten Briefen nachgewiesen, wird weder in der Kranken- noch in der Vormundschaftsakte direkt erwähnt oder gar diskutiert, und auch die gemeinderätlichen Protokolle zu den fraglichen Vorladungen in Vorderberg verschweigen die Anwürfe und die offizielle Entlastung. Was aber nicht festgehalten ist, hat es nie gegeben. Und so wird Bauer Zingg nicht wirklich rehabilitiert. Der Inzestverdacht bleibt untilgbares Gerücht, wird künftig bei der Diffamierung von Linas Herkunftsfamilie eine wichtige Rolle spielen, dann etwa, wenn die Behörden und Ärzte Lina vor ihren Verwandten *schützen* wollen. Wie hartnäckig der Anwurf sich in den Vorderberger Köpfen hält, und zwar bis heute, zeigt der Besuch im dortigen Gemeindehaus. Die Archivsuche bringt das Verschweigen in den Protokollen zutage, jedoch verplappert sich einer der Beamten, der die Folianten für die Besucherin aus dem Archiv holt, mit einer eindeutigen Anspielung. Das Gerücht hängt also noch immer in den Vorderberger Hügeln. Auch nach bald 60 Jahren.

Doch zurück nach Vorderberg im Herbst 1958. Nach Eingang des Entmündigungsantrags aus der Klinik Wil und der zustimmenden Unterschrift durch Vater Zingg geht nun alles seinen behördlichen Gang. Und zwar

schnell. Vorderberg schreibt an das zuständige Bezirksamt und fügt dem Antrag ein zusätzliches Argument hinzu. «Das Waisenamt Vorderberg befürwortet dieses Vorgehen umso mehr, weil Zingg sich letzte Woche wieder mit einer Witwe mit 9 Kindern verheiratet hat. Von diesen Kindern leben 4–5 im gleichen Haushalt.»
Die Wiederverheiratung wird Hans Zingg von den örtlichen Behörden pikanterweise negativ angelastet, obwohl er sich und seinen Buben wieder eine ordnende und zudem weit jüngere Frau ins Haus holt. Vielleicht lesen die Behörden die Heirat eines armen Witwers mit einer ebenfalls nicht mit Reichtum, dafür aber mit Kindern gesegneten Witwe als weiteren Beweis seines Schwachsinns. Oder aber sie fürchten den Zuwachs an potenziellen Fürsorgebezügern und haben deshalb keine Freude an der neuen Liaison.

Als künftigen Vormund für Lina, bis zu ihrer Volljährigkeit, schlägt man den bisherigen Beistand, den Schmiedemeister Schmetzer, vor. Von ihm ist, wie man inzwischen weiss, kein grosser Widerstand zu befürchten. Noch im selben Monat wird vom Bezirksammann von Oberrheintal die Verfügung ausgestellt, gestützt auf den bereits erwähnten Art. 285 im ZGB. «Das Begehren des Waisenamtes Vorderberg um Entziehung der elterlichen Gewalt bezüglich der Tochter Lina Zingg, geb. 2. April 1940, wird hiemit geschützt.» In einem Nachtrag wird zusätzlich festgehalten, dass die väterliche Entmündigung nur für die Tochter, nicht aber für seine Söhne und seine neuen Stiefkinder Gültigkeit hat. «NB. Hans Zingg hat die obige Verfügung, auf unserem Exemplar, unterschriftlich anerkannt, nachdem festgehalten wurde, dass diese Verfügung nur bezüglich der Tochter Lina Gültigkeit haben soll.»
Der Kuhhandel ist besiegelt. Der Bauer gibt seine Tochter her, die ihm Schmach und Schande gebracht hat, seine Söhne jedoch und die neuen Stiefkinder darf er behalten. Im Gegenzug sichern sich Behörden und Ärzteschaft die gewünschte Kontrolle über die junge, hübsche, in ihren Augen schwachsinnige Lina mit ihrer erwachenden Sexualität.

An dieser Stelle sei ein kleines historisches Fenster geöffnet, ein Blick über die Vorderberger und Wiler Hügel hinaus in die übrige Schweiz dieser 1950er-Jahre. Hin zu einem landesweit wichtigen Ereignis und zu einer Frau, mit der Lina mehr als nur den Geburtstag teilt. Die Konstruktion des Falls Lina Zingg fällt nämlich in eine Zeit, in der es um die Schweizer Frauen und ihre Rechte noch immer schlecht bestellt ist. Frauen haben keine politischen Rechte, leben in der faktischen Bevormundung durch Väter und Ehemänner, ihre berufliche und wirtschaftliche Autonomie ist fast so verpönt wie eine uneheliche Mutterschaft. Doch damals, in den Nachkriegsjahren, rufen viele nach Veränderung, wollen auch als Berufsfrauen Anerkennung, fordern mehr Rechte, allen voran das Stimm- und Wahlrecht. So kommt es zur zweiten grossen Schweizerischen Ausstellung für Frauenarbeit (SAFFA), die just im selben Jahr eröffnet wird, in dem Lina in die Klinik kommt.[6]
Im Herbst 1958 lockt sie mit ihren Rundbauten das Schweizer Volk an den Zürichsee, um zu zeigen, was frau so alles kann und tut in diesem Land. Und auch, um zu diskutieren, was Weiblichkeit denn nun sei und was nicht. Die Ausstellung zeigt sich strategisch zahm, führt dennoch zu Debatten und zu Dissonanzen. Und zu einem brillant verfassten Einspruch in Buchform. «Frauen im Laufgitter» kritisiert in gnadenloser Schärfe die wirtschaftliche Abhängigkeit und die gesellschaftliche und politische Stellung der Frau. Ein freches Buch, das die schweizerische Gegenwart als patriarchale Urzustände geisselt und die brave Fügbarkeit der Frauen entblösst.[7]
Die Autorin des Reizwerks, Iris von Roten, eine scharfsinnige Intellektuelle, gut gebildet, ökonomisch abgesichert, feministisch geschult, ist so etwas wie ein radikaler Gegenentwurf zur Existenz einer Frau wie Lina Zingg. Und doch verbindet die beiden ihr Geschick. Iris von Roten gerät in einen gehässigen Schredder helvetischer Abwehr, eine Vernichtung, die ihr schliesslich den Lebensatem nimmt. Und Lina Zingg landet in den ebenso unerbittlichen Fängen der Psychiatrie und der Behörden. Um beide Frauen schliesst sich in diesen

späten Fünfzigern ein eisernes Gitter, in der Alchemistenküche gegossen aus patriarchalem Herrschaftswissen und ebensolchem Zeitgeist, ein Schmiedewerk geltender Moral und Medizin, und, im Falle Lina Zinggs, der staatlichen Kontrolle. Frauen hinter Fallgittern. Ohne Aussicht auf wirkliche Freiheit. Es bleibt nur die Flucht in den Tod, wie ihn Iris von Roten wählen wird. Oder die Resignation einer Lina Zingg, deren Leidensweg eben erst begonnen hat.

Im Spätherbst 1958 soll Lina in ihrer Heilanstalt langsam auf den Einstieg in den künftigen Dienstmädchenalltag vorbereitet werden. Seit etwa zwei Monaten arbeitet sie halbtags in der Klinik bei der Hausarbeit mit. Man müsse ihr genau sagen, was sie tun müsse, schreibt der Arzt in die Krankengeschichte, sie sei aber sehr willig und gebe sich grosse Mühe, alles recht zu machen. Gesundheitlich geht es aufwärts mit ihr. «Der psychische Zustand ist jetzt recht gut. Seit ungefähr 3–4 Wochen hat das Mädchen nie mehr zerfahren dahergeredet, ist vollständig geordnet, fängt langsam an, sich unaufgefordert körperlich sauber zu halten und scheint jetzt so weit wieder hergestellt zu sein, dass man eine Placierung an einer ganz leichten Haushaltstelle denken könnte. [...] Ob die Besserung des psychischen Zustandes auf das Largactil zurückzuführen ist, oder ob es sich um eine Spätwirkung der am 19.7. beendeten grossen Insulinkur handelt, können wir nicht entscheiden, ist ja auch belanglos.» Jedenfalls geht es Lina besser, und im Laufe des Monats kann auch das Largactil schleichend abgesetzt werden.
Über private Kontakte findet man für die entlassungsreife junge Frau bald einmal die gesuchte leichte Haushaltsstelle. Bereits eine Woche vor Abschluss des amtlichen Entmündigungsverfahrens, am 19. Oktober 1958, bricht Lina in ihren neuen Lebensabschnitt auf. «Das Mädchen war heute erstmals an einer leichten Haushaltstelle in Althausen bei einer Frau Gauck, Ehefrau eines Konzertmeisters, wo zwei grössere Kinder vorhanden (1 davon ist in einem auswärtigen Internat) und zudem vier vorschulpflichtige Kinder. Da die Frau

bis jetzt alles allein gemacht hat und sich nur jetzt, nachdem ein 7. Kind unterwegs ist, eine Hilfe nehmen will, sollte es für das Mädchen, das zum Nachtessen in der Anstalt zurück sein muss, nicht zu viel werden. Sie kam heute jedenfalls ganz begeistert zurück und wir hoffen, dass es weiter gut geht, sodass dann eventuell die Entlassung ins Auge gefasst werden könnte. Hat vorläufig nur Fr. 40.– Lohn.»

Der Start scheint also geglückt, und einen Monat später entscheidet die Klinikleitung, Lina nach knapp acht Monaten Aufenthalt zu entlassen. «20.11.58 Nachdem es mit der Pat. in der Familie Gauck über einen Monat gut gegangen ist und auch das Verhältnis zwischen Arbeitgeberin und Lina Zingg verständig ist, schreiben wir sie heute ab.» Im abschliessenden Eintrag der Krankenakte wird Lina medikamentenfrei und als «sozial geheilt» entlassen. Diesen Status bekommen jene Patientinnen und Patienten, die gemäss Medizinerhandbuch «arbeitsfähig und angepasst in ihr früheres Milieu zurückkehren» können. Er wird bei Klinikaustritten sehr verbreitet verwendet und spiegelt die passgerechte Entlassungspraxis im Einklang mit Manfred Bleulers Heilungstheorie bei Schizophrenie. Die Entlassenen sollen vor allem arbeiten, schreibt dieser, und propagiert die Vermeidung von Langeweile und die Erziehung zur Arbeit als erfolgreiche Langzeittherapie. Auf dem Deckblatt von Linas Krankenakte steht bei ihrer Entlassung die mit handschriftlichem Schwung in Schwarz hingemalte Diagnose *Hebephrenie und Debilität.* Sie wirkt wie eine Kalligrafie. Damit ausgerüstet startet Lina in ihr neues Leben. Bei der Familie des Konzertmeisters Gauck mit ihren bald sieben Kindern. Die Frau des Hauses zeigt sich erfreut über die neue Hilfe, die ihr nun täglich unter die Arme greifen wird. Genau so, wie sich dies Vater Zingg für seine Familie auch gewünscht hat.

III

Lina, das Dienstmädchen

Lina Zingg zieht direkt von der Klinik an die Untere Stationsstrasse in ein Mehrfamilienhaus nach Althausen. Ihre Herrschaft wohnt zuoberst, unter dem Dach, und die Dienstherrin schätzt es, den Einkauf für ihre Hungermäuler nicht mehr selbst die Treppen hochzuschleppen, umso mehr, als sie mit dem siebten Kind schwanger ist. Sie hat ihrer Bekannten am Empfangsschalter der Wiler Klinik versichert, es gehe ihr nur um eine leichte Unterstützung, sie habe den Haushalt bis anhin immer alleine geschmissen, der Älteste sei überdies bereits im Internat, es sei die erneute Schwangerschaft, die sie nach einer kleinen Hilfe Ausschau halten lasse. Dass vor Lina bereits eine alte Ida im Haus half und vorher eine Berty, hat sie verschwiegen, sie wollte keine unnötigen Fragen oder Bedenken, dass Lina überfordert sein könnte, provozieren. In diesen Zeiten ein anständiges Hausmädchen zu finden, ist schwierig genug, und eines zu derartig günstigen Konditionen ein eigentlicher Glücksfall.
Ein kurzer Blick in die Geschichte der Dienstboten bestätigt, dass Frau Gauck ihr Glück zu Recht zu schätzen weiss. Der Mangel an willigem Personal beschäftigte die bürgerlichen Haushalte nämlich das ganze 20. Jahrhundert. Erst im letzten Drittel eröffnete der globalisierte Arbeitsmarkt neue Möglichkeiten der Anwerbung von billigen – oft illegalen – Haushalthilfen.[8] Vorher mussten die begehrten jungen Frauen aus den hiesigen Bauernstuben und Arbeiterküchen rekrutiert werden, jedoch pflegten sie der schlecht bezahlten und unattraktiven Tätigkeit so schnell wie möglich wieder zu entfliehen. Dienen in der Fremde bedeutete viel Arbeit ohne grossen Dank, kümmerliche und kaum geregelte Freizeit, es hiess, sich fremdem Willen und ebensolchen Ordnungssystemen zu unterwerfen, gekoppelt mit meist unfreiwilligem Familienanschluss und Verlust von Privatsphäre. Und es hiess ausserdem, mit der Herrin in Konkurrenz punkto Schönheit und Kleidung zu geraten, die eigenen Liebesgeschichten der moralischen Kontrolle der Hausherrschaft zu unterstellen, gleichzeitig aber wie selbstverständlich den Übergriffen durch die Männer im Haus ausgesetzt zu sein, sei es im

begehrlichen Blick oder im handfesten Tun – und dies im Schweigebann hinter verschlossenen Haustüren auch noch zu tolerieren. Ein vielschichtiges Leistungspaket also zu einem denkbar schlechten Lohn.
Dienstbotenarbeit war unattraktiv, schon zu Beginn des Jahrhunderts, und blieb es, selbst in der Krisenzeit zwischen den beiden grossen Kriegen. Die propagandistisch und bildungspolitisch aufgezäumten Offensiven schafften es nicht, die arbeitslosen Frauen in den häuslichen Sektor abzuziehen; weder das neu eingeführte hauswirtschaftliche Fortbildungsobligatorium, die sogenannte Rüebli-RS, noch später die nationalen Kampagnen überzeugten – trotz bundesrätlichem Redeschmaus, etwa bei der bekannten 1.-August-Rede von Marcel Pilet-Golaz, der 1934 mit glühenden Worten den häuslichen Dienst als vaterländische Frauenpflicht beschwor. Später dann, nach dem Zweiten Weltkrieg, in den Jahren prosperierender Konjunktur, hatten die schönen Bemühungen erst recht ausgespielt, es zog die jungen Frauen weit mehr in die modernen Büros und an die Kassen der modischen Warenhäuser als hin zu krittelnden Hausherrinnen an Putzkessel und Herd. Ende der 1950er-Jahre dann, als Lina ihre Dienste im Hause Gauck antrat, nahm der Dienstbotenmangel gar noch zu, man holte sich die begehrten Kräfte auch aus Österreich und Deutschland, denn trotz aller modernen Haushaltshilfen wie Waschmaschine, Staubsauger und Bügeleisen blieben Hausmädchen unersetzlich und waren auf dem Arbeitsmarkt gesucht.[9]

«A bissrl schwindeln derf ma immer», wird sie sich also gedacht haben, die Maria Gauck, geborene Leipner und gebürtige Salzburgerin, als sie Lina ins Haus geholt hat. Das Leben war halt nicht immer ganz ordentlich, auch das ihre nicht, sie, die vom Krieg als Reichsbahnangestellte in das von Hitler besetzte Posen gespült worden und von dort, der Liebe folgend, mit einem Zwischenhalt in Halle und Oldenburg, schliesslich als Flüchtling in der Schweiz gelandet war. Zusammen mit ihrem Mann Friedrich Gauck – ein Deutscher mit Voralberger Mutter und Appenzeller Kindheit, ein begabter Geiger, Sohn eines deutschen Militärmusikers, den es nach seinen Kindheitstagen in der Ostschweiz zu Studienzwecken nach Wien getrieben hatte und der dann als junger Mann in die Irrungen und Wirrungen des Kriegs geriet – schaffte es die junge Frau noch vor Kriegsende, sich in die rettende Schweiz abzusetzen. Sie hätten beide erst arg unten durch müssen, mit mühsamen Jobs und wenig Geld, bevor ihr Gatte Friedrich sich schliesslich standesgemäss etablieren konnte, als Konzertmeister, der die erste Geige spielt, und als Musiklehrer. In etwa so erzählte Maria Gauck jeweils, in seltenen Momenten, ihren Kindern die Geschichte ihrer Einwanderung.

Das Dienstmädchen Lina interessiert sich nicht sonderlich für die Historie ihrer Herrschaft, sie ist genug beschäftigt mit all dem Neuen in dieser Musikerfamilie, eine vollkommen unbekannte Welt, die sie fasziniert und auf Trab hält. Nicht nur liegen hier Bücher herum, und es wird musiziert. Nicht nur gibt es hier eine Frau, die mächtig gut reden kann, und Gäste, die ordentlich mithalten. Hier ist überhaupt alles anders. Neben den Tellern liegen artig Servietten, direkt aus dem Wasserhahn fliesst heisses Wasser, hier muss nicht erst Holz geschleppt und ein Herd eingefeuert werden, bevor man Kartoffeln aufsetzen kann. Hier riecht es nicht nach Stallmist und ewiger Milchsäure, hier ist alles angenehm sauber. Und die Benutzung des Badezimmers mit den weissen Kacheln ist auch der Dienstmagd Lina erlaubt. Die täglichen Hausarbeiten sind zwar dieselben wie früher daheim, und dennoch sind sie ganz anders. Bei Frau Gauck werden die Hemden sorgfältiger gebügelt, wird die Wäsche anders gefaltet, wird vor dem Auftischen ein Tischtuch ausgelegt. Und auch die Menüs sind ihr meistens neu, zum Beispiel die *Pölschterli,* wie Frau Gauck ihre Hackfleischbällchen zu nennen pflegt, oder die *Powidltascherl,* Zwetschgenküchlein nach Salzburger Art.
Zu den Kindern findet Lina schnell ihren Weg, sie mag die kleinen Wesen, den zweijährigen Udo, der noch immer viel zu oft über seine Füsschen stolpert, die

dreijährige Maria, die schon ganz schön keck daherreden kann, dann die fünfjährigen Zwillinge, Emil und Gerolf, die im Wettlauf dirigieren und geigen, genauso wie ihr Vater. Auch die schon ein wenig pubertierende Elisabeth, die zu ihren Schularbeiten motiviert werden soll, findet bei Lina ein Plätzchen. Einzig der 16-jährige Klaus, der im Internat lebt und nur an wenigen Wochenenden nach Hause kommt, bleibt ihr fremd. Lina, die schon immer ein Herz für Kinder hatte, fühlt sich also bald einmal wohl in der quirligen Schar und in der neuen Familie. Und die so anders beschaffene Welt hilft ihr, die grauen Wände und die weissen Kittel aus der Zeit in der Klinik zu vergessen – genauso wie das monotone Sirren der Schiffli aus der Zeit davor, als sie im Nachbardorf in die Weberei ging und die öden Tage kein Ende nehmen wollten. Dass für Lina an ihrem neuen Dienstort kein eigenes Zimmer übrig bleibt, ist für sie, die an Enge gewohnt ist, nicht weiter schlimm. Ausserdem steht sie morgens als Erste auf, geht abends als Letzte ins Bett, da genügt das Sofa in der Stube durchaus für die kurzen Nächte.

Maria, die mittlere der Gauck-Töchter, auf den gleichen Namen getauft wie ihre Mutter, erinnert sich, obwohl damals noch sehr klein, punktuell an diese erste Zeit mit Lina. Plötzlich hiess es, so erzählt sie, Lina bleibe jetzt bei ihnen. Unvergesslich blieb ihr, dass sie das neue Dienstmädchen nachts schreien hörte und dass Mama erklärte, Lina habe Schlimmes erlebt, das würde sich legen. Und bis heute hat sie den einen Albtraum präsent, den Lina ihr später aus dieser Anfangszeit erzählte: Auf einem Förderband festgeschnallt, sei sie, Lina, in Richtung einer laufenden Säge gerollt worden. Im Übrigen, weiss Maria zu erzählen, sei Lina anfänglich sehr scheu gewesen, sie habe ihr manchmal geradezu leidgetan. Aber irgendwann habe sich eine Vertrautheit eingestellt, wie zu einer grossen Schwester, und wenn sich bei ihnen, den Kindern, der Hunger gemeldet habe, hätten sie alle zusammen lauthals gesungen «Lina, Lina, mier händ Hunger, Lina, Lina, mier händ Hung, mier händ Hu-u-unger!».

Die Dienstherrin Gauck, nicht ungern als Frau Konzertmeisterin angesprochen, kann mit ihrer Lina zufrieden sein. Sie ist das, was die Wiler Ärzte ihr attestiert haben, fleissig und arbeitsam, wenn man sie richtig anweist. Zudem zeigt sie sich gefügig, stellt keine unnötigen Fragen, begehrt nicht auf. Bei Dienstboten eine eigentliche Qualität. Zum Beispiel dann, wenn Lina für den täglichen Einkauf mehr als einen Kilometer laufen muss, hin zur Oberen Bahnhofstrasse, um dort im Denner das zu kaufen, was auch direkt im Haus zu haben wäre, unten, im Parterre bei Migros, wo aber das Einkaufen verboten ist. Es ist der Hausherr, der dies so will, nicht etwa aus Gründen der Qualität, sondern der Standespolitik: zu viele Spaghetti in den Regalen, zu viele Italienerinnen in der Warteschlange, so sieht es Friedrich Gauck.
Maria Gauck schätzt aber auch, dass das neue Hausmädchen gerne kocht, sich für die österreichische Küche interessiert und schnell kapiert, dass man in ihrem Haus nicht *Nidle,* sondern *Schlagobers* zum Kaffee serviert. Und selbst vom schweigsamen Herrn Direktor lässt sie sich instruieren, er wünscht alles mit einer deutschen Prise, zum Beispiel soll der Kopfsalat mit Zitronensaft und Zucker angerichtet sein.

Wann genau Direktor Gauck beginnt, nicht nur wegen der Salatsaucen und des Sonntagsbratens in die Küche zu steigen, sondern wegen der jungen, hübschen Lina, lässt sich im Nachhinein nicht mehr rekonstruieren. Der Missbrauch, der künftig regelmässig in des Direktors Schlafzimmer stattfinden und von seiner Frau gebilligt werden wird, beginnt vermutlich etwa ein Jahr nach Linas Ankunft in der Familie und sollte bis zur Scheidung des Paars, also rund 15 Jahre, andauern. Sind die Übergriffe anfänglich ein Ehegeheimnis, werden sie später im Scheidungskampf von Maria Gauck als Waffe eingesetzt. Zum Beispiel beim Buhlen um die Gunst der Töchter. Maria wird sich dabei als Opfer aufspielen, der Arzt habe ihr vor weiteren Schwangerschaften abgeraten, da habe ihr Friedrich sich halt anderswo bedient, eine immerhin passablere Lösung als

das Fremdgehen ausser Haus, so wird sie später den Töchtern die Übergriffe erklären. Diese werden zutiefst verstört und schockiert sein, nur die Älteste sieht endlich bestätigt, was sie schon länger vermutet hat, da Mama an ausgewählten Tagen das Klappbett im Eheschlafzimmer aufzustellen pflegte und Lina beauftragte, heute lieb zum Konzertmeister zu sein.
Lina erzählt nach ihrer Befreiung von sich aus von den Übergriffen, meist sachlich und distanziert, manchmal ganz unvermittelt, mitten in einem Gespräch über die Geschicke der Gauck-Kinder oder die späteren Jahre in Zürich und im Tessin. In solchen Momenten scheint er plötzlich wieder da zu sein, «der Andere», wie sie ihn manchmal nennt, steht in ihrem Rücken, genau so wie beim ersten Mal, als sie bügelte und er sich von hinten an sie heranmachte, mit dem forschen Kommentar, dass sie dies ja sicherlich gerne möge. Und wenn man sie fragt, wie sie darauf reagiert habe, wendet sie blinzelnd den Kopf, verwirft ihre Hände und kehrt zurück in ihr Schweigen. Ahnungslos, dass sie diese gänzlich unerhörte Erfahrung mit all jenen Hausmädchen teilt, die seit je von ihren Dienstherren oder deren Söhnen missbraucht worden sind, ein patriarchales Recht sozusagen, das nur dann für Aufruhr sorgte, wenn die Ehefrauen eifersüchtig, die missbrauchten Frauen schwanger wurden. Im Falle von Lina Zingg hat die Gattin kooperiert – wie gekränkt sie auch immer gewesen sein mag – und sich sogar um die Verhütung gekümmert. Da der Herr Direktor es lieber *ohne* trieb, liess sie sich von Lina die Menstruationstage rapportieren und stellte das besagte Klappbett im Rhythmus ihrer unfruchtbaren Tage neben das Bett ihres Mannes.

So also gehen die ersten Jahre im neuen Leben von Lina Zingg dahin. Die Frau Direktor ist von Anfang an darauf bedacht, ihr *Lineli,* wie sie das Dienstmädchen nennt, radikal von der Herkunftsfamilie abzuschotten. Eine Rückkehr ins väterliche Haus muss mit allen Mitteln verhindert werden, schliesslich will sie die tüchtige und billige Magd bei sich behalten. Sie hat dabei leichtes Spiel. Telefonischer Kontakt aus Vorderberg

wird observiert oder gar nicht zugelassen, anfängliche Besucher aus dem Rheintal werden schnell wieder vor die Tür gesetzt. Vater Hans hat – nach der Entmündigung als Vater und von Schamgefühl blockiert – in der Angelegenheit seiner Tochter resigniert und lässt den Dingen ihren behördlichen Lauf; der jüngere Bruder Sepp, schüchtern und sprachscheu, wagt keinen zweiten Gang zur harsch abweisenden Meisterin seiner Schwester. Und selbst eine ältere Cousine, die einmal einen Besuch unternimmt, verliert nach der frostigen Abfuhr an der Haustür ihre Courage.
Im Umgang mit Lina selbst zieht Maria Gauck verschiedene Register, um ihr Dienstmädchen zu kontrollieren und einzuschüchtern. Einmal ist sie streng, unbeherrscht und auch jähzornig, dann wiederum fürsorglich und mütterlich. Ab und zu holt sie gar die Würfel und lädt sie ein zum gemütlichen Spiel. Immer wieder aber warnt sie Lina in beharrlicher Eindringlichkeit vor ihren bösen Verwandten, allen voran vor ihrem Vater, der sie unbedingt zur Gratisarbeit in seinem Grosshaushalt und in die Öde der Weberei zurückholen wolle. Den Inzestverdacht setzt sie bei ihrer Gehirnwäsche nie ein, vermutlich weiss sie davon gar nichts. Sie kennt auch so genügend Wege, um Lina gefügig zu machen. Und hat sie gerade kein Argument zur Hand, droht sie mit einer erneuten Einweisung in die Klinik, weil man solche wie Lina sonst nirgends gebrauchen könne. Weder darauf noch auf die Rückkehr nach Vorderberg hat Lina auch nur die geringste Lust.

Während Linas Familie die Verbindung zu ihr vergeblich zu halten versucht, verlieren die Vorderberger Behörden nach der väterlichen Entmündigung das Interesse an ihrer Bürgerin. In ihrer Amtsstube geht das Mündel schlicht vergessen. Schmiedemeister Schmetzer, der Beistand, kümmert sich weder um die fremdplatzierte junge Frau noch um die anderen seinem Schutz unterstellten Zingg-Kinder. Sie hätten ihn nie gesehen, stellen die Geschwister später übereinstimmend fest. Er sei nie vorbeigekommen, man habe ihn allenfalls mal gesehen, wenn man mit dem Pferd zu

ihm in die Schmiede gefahren sei, und – er habe gerne ein paar Gläschen zu viel getrunken.
Selbst als Lina am 2. April 1960 volljährig wird, ändert dies nichts am behördlichen Vergessen. Mit ihrem 20. Geburtstag endet die Vormundschaft durch Schmiedemeister Schmetzer, Lina ist nun eine freie junge Frau, die rechtlich selbstständig entscheiden kann. Oder könnte. Denn niemand meldet sich, um mit der nun mündigen Lina die Zukunft zu besprechen. Der Alltag läuft in der für Lina und ihre Herrschaft bewährten Spur weiter, ausser dass die dereinst als leicht angepriesene Hausarbeit immer schwerer wird. Denn längst ist das siebte Kind, die kleine Magda, geboren, das gibt mehr Wäsche zu waschen, mehr Zusatzbrei zu kochen und ein weiteres Kinderherz zu trösten. Zudem ist die Hausherrin nach der Geburt ihrer Jüngsten dabei, sich aus der leidigen Hausfrauen- und Mutterrolle zu verabschieden und ihre berufliche Zukunft einzufädeln. Tage- und wochenlang ist sie nun zur Weiterbildung unterwegs, psychologische Kurse ziehen sie nach Wien und Zürich, wo sie im Enge-Quartier neuerdings auch eine Wohnung angemietet hat. Die Haushaltsführung und Erziehung der Kinder überlässt sie – nebst ihrem Mann – grossmütig ihrer tüchtigen Lina.
Lina übernimmt den Sieben-Tage-Mutterdienst widerspruchslos, immer getrieben von den Ängsten, was ihr sonst alles blühen könnte im Leben. In ihrer angstbesetzten und intellektuellen Genügsamkeit bleibt sie das perfekte Dienstmädchen, gehorsam und fleissig, tüchtig und allzeit bereit – selbst zu Kurtisanendiensten, die inzwischen gelegentlich auch vom ältesten Sohn in Anspruch genommen werden. Lina fordert weder Freizeit noch einen eigentlichen Lohn, schliesslich geniesst sie Familienanschluss und darf ihrer Meisterin neuerdings Mami sagen. Sie geht nie alleine aus, an keine *Chilbi* und kein Tanzfest, wagt es nicht, mit fremden Menschen zu sprechen, das könnte gefährlich werden, diese Lektion hat sie verstanden.
Einzig die Steuerbehörde beginnt sich eines Tages, mehr als zwei Jahre nach ihrer Volljährigkeit, für die junge Frau zu interessieren. Eine lästige Störung für Maria

Gauck, denn damit gerät Lina mit ihrem Lohn – der trotz Direktor als Arbeitgeber grotesk mager geblieben ist – in den öffentlichen Fokus. In den vier Dienstjahren, in denen Lina nun mit wachsenden Aufgaben und Verantwortlichkeiten im Hause Gauck arbeitet, hat sie gerade mal eine Erhöhung von 40 auf 50 Franken zugestanden bekommen. Das ist für ein Dienstmädchen von damals ein mageres Taschengeld, aber kein Lohn. Mindestens das Vierfache war üblich, Provinz hin oder her, und dies selbstverständlich bei geregelter Freizeit und auch etwas Urlaub.
Das Steuerformular aus Vorderberg kommt Maria Gauck aber noch aus einem anderen Grund ungelegen. Lina beginnt sich nämlich just in jener Zeit für ihre Mündigkeit und Freiheit zu interessieren, wie in der Krankenakte als Telefonnotiz nachzulesen ist. Die steuerliche Nachfrage könnte, so fürchtet Maria Gauck, die Vormundschaftsbehörde auf den Plan rufen. Sie weiss, was auf dem Spiel steht, und entscheidet sich für eine strategische Flucht nach vorn. Sie ruft in Wil an und lässt sich mit dem stellvertretenden Chefarzt Dr. Kranz verbinden. «Heute telefoniert Frau Dr. Gauck, bei der die Pat. seit ihrem Austritt von uns weilt als Hausgehilfin, dass die Gemeinde Vorderberg ein Steuererklärungsformular geschickt hat. Was zu tun sei, ob *Lineli* nicht ihre Papiere hier haben könne, ob man die Bevormundung aufheben könne etc. *Lineli* habe sich ganz an sie angeschlossen und wolle nur immer noch in ihrer Familie sein. Die Pat. wünsche so sehr die Aufhebung der Bevormundung. Andererseits sagt aber Frau Dr. Gauck, dass sie nicht glaube, dass die Pat. sich ohne das bestehende Attachement zurechtfinden könnte in der Welt draussen.»

Maria Gauck setzt ihren Schachzug taktisch klug. Sie erzählt dem Arzt grossmütig von Linas Wünschen nach Aufhebung ihrer Bevormundung, um dann im nächsten Atemzug ihre Unselbstständigkeit zu betonen, unterstreicht die Infantilisierung mit einem sanften Diminutiv und macht aus der 22-jährigen Lina das kleine *Lineli.* Die Arztnotiz, der erste Eintrag nach der

Entlassung vor mehr als vier Jahren, verrät noch mehr über die subtilen Manipulationen von Linas Chefin, die es mit der Wahrheit bekanntlich nicht so genau nimmt. So ist aus der ehemaligen Reichsbahnangestellten eine Frau Doktor geworden, ein Titel, den weder sie noch ihr Mann je erworben haben. Bemerkenswert ist zudem, dass Maria Gauck von Linas Bevormundung spricht, obwohl sie gewusst haben muss, dass dies so gar nicht stimmt. Geschickt lenkt sie den Fokus auf die beklagenswerten Mängel in Linas Selbstständigkeit, begründet so auch den bescheidenen Lohn und rühmt sich ihrer Grosszügigkeit, dass sie für das Dienstmädchen, nebst Kost und Logis, auch noch die Zahnarztrechnungen übernehme und die AHV-Beiträge ausrichte. Bei Linas gesunden Zähnen und ihrem kümmerlichen Lohn allerdings ein lächerliches Sümmchen, was auch Dr. Kranz nicht verborgen bleibt. Dennoch geht ihre Taktik in den Grundsätzen auf: «Man kann sich fragen, ob die Pat. nicht doch erheblich unterbezahlt ist, andererseits ist die Hauptsache, sie fühlt sich wohl und zufrieden», notiert der Arzt abschliessend zu diesem Gespräch. Damit wird die Akte Lina Zingg in der Wiler Klinik für die nächsten zwölf Jahre wieder geschlossen.

In Vorderberg bleibt der behördliche Dämmerschlaf vorläufig ungestört. Maria Gauck baut die Abhängigkeit ihrer Lina zielsicher aus. Die zupackenden Hände des Hausmädchens sind inzwischen unentbehrlich geworden für die Umsetzung ihrer beruflichen Pläne. Denn Mutter Gauck hält nicht viel vom aktuell mit neuer Schwerkraft proklamierten Dreiphasenmodell der weiblichen Biografie, das für eine lange Phase der Hausfrauen- und Muttertätigkeit wirbt und den beruflichen Wiedereinstieg in eine ferne Zukunft vertagt, auf dann, wenn auch das letzte Kind flügge geworden ist. Der an der SAFFA mit viel Verve verkündete Slogan «Mein Heim – meine Welt» verfehlt bei ihr seine Wirkung. Sie will mehr und anderes, weiss um ihre Talente im Umgang mit Menschen, um die Macht ihrer charismatischen Aura und ist entschlossen, daraus einen Beruf zu machen. Aus der Frau mit kaufmännischer Ausbildung und der Hobby-Sängerin wird nach ein paar Jahren und ein paar psychologischen Kursen eine diplomierte Psychologin, den Titel schenkt sie sich mangels anerkannter Abschlüsse gleich selbst. Bereits 1964 eröffnet sie in Zürich ihre eigene Praxis, in ihrer Vierzimmerwohnung, an guter Adresse in Seenähe an der Beethovenstrasse.

Werktags ist die Frau des Hauses also immer weniger in Althausen bei ihrer Familie. Und Lina übernimmt mehr und mehr die Leitung des grossen Haushalts, unterstützt vom Herrn Konzertmeister, dessen Zudringlichkeiten sie in Routine erledigt wie den Einkauf oder den Wochenputz. Gemeinsam mit ihm macht sie die Menüplanung, je nach Laune stellt sich der Herr auch mal selbst an den Herd, die Hauptarbeit jedoch bleibt bei Lina, das Einkaufen und das Rüsten, die Wäsche und der Abwasch, das Fegen und Wischen, und auch das Trösten der Kinder und das Gutenachtritual. Denn mit Kindern kann Vater Gauck es ganz und gar nicht, für ihn sind sie Wesen von einem anderen Planeten. Er flieht vormittags in sein Musikzimmer, dorthin, wo seine Geige wartet, seine Musikpartituren und auch der geliebte Flügel, auf dem er täglich spielt. Und in dessen mächtigem Schatten sich die kleine Magda regelmässig versteckt. Unbemerkt schleicht sie jeweils in das verbotene Imperium, auf der Suche nach etwas väterlicher Nähe. Dieser Vater ist unendlich fern, bei Tisch schaut er die Kinder nicht an, es darf dort nicht gesprochen werden, das Streicheln zarter Kinderköpfchen ist für den Geiger Gauck ein Fingerspiel, das er nicht mal in Ansätzen kennt. Und abends, wenn es darum geht, die aufgeregten Kinderherzen in den nächtlichen Schlaf zu begleiten, ist er sowieso meist ausser Haus, an einer Probe oder einem Konzert.

Das Hausmädchen Lina muss also mit ihrer Beständigkeit ein Stück weit sowohl Vater wie Mutter ersetzen. Wobei für die Kinder kein Zweifel bleibt, dass Lina nicht Erzieherin, sondern Dienerin ist und dazu da, Wünsche zu erfüllen, Befehle auszuführen und Ende Woche der Frau Mama alles genau zu berichten. Die wichtigen Regeln, das wissen sie, setzen in diesem Haus an-

dere, werktags der Hausherr mit seinen preussischen Prägungen, am Wochenende die heimkehrende Frau Gauck, die rauschend ins Haus fährt, eine mächtige Königin, bepackt mit Taschen voller Mohrenköpfe und anderer Süssigkeiten, mit denen sie Schuldgefühle abträgt und Kinderherzen einfängt. Er ist geizig, sie zeigt sich grosszügig. So weiss es Lina zu erzählen, so bestätigen es die jüngeren Kinder der Familie. Für Magda, die Jüngste, geraten diese Wochenenden oft zu eigentlichen Torturen. Erst wird Lina zum Wochenrapport zitiert, sie soll erzählen, was die Kinder so alles getan oder eben nicht getan haben, danach wird ordentlich gelobt und getadelt und bestraft. Tage der Abrechnung. Angereichert mit den unvermeidlichen Streitereien der Eheleute, bei denen die cholerische Maria Gauck ihren Mann regelmässig zur Schnecke macht. Lina bekommt dabei eindrücklich vorgeführt, dass es nicht lohnt, sich mit der Dame des Hauses anzulegen. Nicht als ihr Ehemann, nicht als ihr Kind und schon gar nicht als Dienstmädchen in ihren Gnaden. Und sie registriert, dass die Frau Konzertmeisterin, wenn es denn sein muss, ebenfalls zuschlagen kann, genau wie früher ihr Vater. Das macht ihre Ängste nicht kleiner.
Lina tut, was von ihr verlangt wird, verrät die kleinen Sünden der Kinder auch dann, wenn sie dies nicht will, setzt dabei das kindliche Vertrauen ihrer Schützlinge aufs Spiel. Zeigt sie auch nur Anzeichen von Widerstand, von Bockigkeit, wie Frau Gauck zu sagen pflegt, hat diese schnell eine ihrer Waffen zur Hand, sie droht mit dem bösen Vater oder der Klinik und inzwischen regelmässig auch mit der Aussicht, dass man Linas Hurerei mit Herrn Gauck der ganzen Welt preisgeben werde. Mit für Lina unabsehbaren Folgen.
In diesen 1960er-Jahren zieht Familie Gauck gleich mehrmals um. Erst braucht man mit der Geburt von Magda mehr Platz, die Viereinhalbzimmerwohnung an der Unteren Stationsstrasse wird für die neunköpfige Familie zu eng, zumal der Hausherr eigens für sich zwei Zimmer beansprucht. Später zieht man an die Rosenstrasse, da ist alles etwas grösser und repräsentativer. Zwischenzeitlich ist ein Sprung in ein be-

nachbartes Städtchen angesagt, weil Maria Gauck in einen rufschädigenden Skandal verwickelt wird, und schliesslich kommt man zurück nach Althausen. Lina allerdings bekommt in den sechs verschiedenen Wohnungen ihrer Ostschweizer Zeit, das sind immerhin 16 Jahre, nie ein eigenes Zimmer. Sie schläft stets auf dem Ausziehsofa im Wohnzimmer. Und später, als Maria Gauck nur mehr am Wochenende zur Familie zurückkehrt und das angebliche Schnarchen ihres Gatten sie zur Flucht aus dem Ehebett treibt, muss Lina auch das Sofa hergeben. Dann residiert dort Mama Gauck, die an den sonntäglichen Morgen ihre Kinderschar zum Kuscheln im Sofabett zu empfangen pflegt.

Die Schweiz dieser Jahre ist eine Schweiz der ideologischen Verengung in der Zwinge des Kalten Kriegs. Die Kubakrise und der beginnende Vietnamkrieg verschärfen das Ost-West-Denken, in den Köpfen wird ein rigides Abwehrsystem installiert, werden Mauern hochgezogen, innerlich und äusserlich, die berühmteste davon im fernen Berlin als sogenannter Schutzwall. Auch hierzulande wird die innere Wehrkraft verstärkt, jeder Bürger bekommt ein Zivilverteidigungsbuch in die Hand gedrückt, einen Ratgeber zum zivilen Schutz des Landes und zur Stärkung der eigenen Widerstandskraft. Gleichzeitig prosperiert die Wirtschaft, noch immer im Schadensschatten des verlorenen Kriegs, man profitiert und geht vorwärts. Die Gewerkschaften erstreiten in diesem Jahrzehnt erste Verbesserungen in der Arbeitswelt, vereinzelt schon eine 44-Stunden-Woche, mancherorts einen 13. Monatslohn. Der soziale Wohnungsbau bringt Badewannen und Zentralheizungen in die Wohnungen, der Milchpreis steigt an. Die halbe Welt dreht sich – getrieben von Feindbildern und atomaren Kriegsplänen – zukunftsfreudig voran. Bis sich schliesslich eine rebellische Jugend gegen die Starrheit dieser Welt zu wehren beginnt, gegen die strengen Autoritäten und Hierarchien, und auch gegen die Enge der Krawatten, sodass schliesslich die demokratiestolzen Männer im Land Anfang der 1970er-Jahre den Frauen endlich das Stimm- und Wahlrecht zugestehen.

Auch in Vorderberg kommt in den 1960er-Jahren frischer Wind auf. Linas Bruder Werner hat sich in Emma, ein Nachbarmädchen, verliebt, die beiden wollen heiraten. Emma ist eine wehrhafte Natur. Sie erinnert sich gut an die Lina von früher, und es will ihr nicht in den Kopf, dass die Weggefährtin aus der Kindheit, mit der sie ab und zu im Dorf unterwegs war, nun einfach auf Nimmerwiedersehen verschwunden sein soll. In einen fremden Haushalt, wo sie, so vermuten die Verwandten, nach Strich und Faden ausgenutzt wird. Als das Paar sich zur Hochzeit rüstet, lässt Emma nicht locker, sie will Lina an ihrem Fest mit dabeihaben. Zweimal fahren sie nach Althausen, um Lina einzuladen. Erst wehrt die Hausherrin kategorisch ab, dies werde ihrem Schützling schaden, das bringe sie durcheinander, es sei der absolut falsche Moment, gerade jetzt, wo sie sich so gut erholt habe von den alten Geschichten. Mit Lina alleine zu sprechen, gelingt Emma nicht. Aber sie schafft es, hartnäckig, wie sie ist, dass Maria Gauck schliesslich klein beigibt und zusagt.
Und so kommt es, dass Lina 1967, nach neun Jahren, das erste Mal wieder das väterliche Haus betritt, den Vater und die Brüder sieht, die Cousinen und den Rest der Verwandtschaft. Selbstverständlich begleitet Chefin Gauck ihr *Lineli,* lässt sie keinen Augenblick unbeaufsichtigt, weder in der Kirche noch nachher während des häuslichen Umtrunks bei den Zinggs daheim. Als sie nach dem Festschmaus in gewohntem Befehlston den Aufbruch anordnet, weigert sich Lina mitzugehen. Maria Gauck ist verblüfft, das hat sie nicht erwartet, und auf keinen Fall darf sie ihr Hausmädchen alleine im Kreis ihrer Leute zurücklassen. Es bleibt ihr nur, in den sauren Apfel zu beissen und gemeinsam mit Lina dort in einer der schlichten Kammern zu übernachten. Maria Gauck zieht ihre bewährten Register, zeigt sich in der Runde gesellig, bietet dem Brautpaar das Du an, offeriert dem dörflichen Gesellenverband eine Runde. Und weicht keine Sekunde von Linas Seite.
Emma Zingg strahlt noch heute, wenn sie von diesem kleinen Triumph erzählt. Auch wenn er nicht lange dauern sollte, war es doch ein kleiner Sieg, der ihr Hoff-

nung gab. Später bringt sie Lina Hochzeitsfotos vorbei, probiert es ab und zu mal wieder mit einem Besuch oder ruft an, fängt mit Madame Gauck einen Streit an, den Appell einer früheren Chefin im Ohr: «Emma, du musst dich wehren im Leben!» Sie erkundigt sich auch immer mal wieder nach Linas Lohn, wird billig vertröstet, meldet sich am Geburtstag und wird hingehalten, Lina sei gar nicht da. Derweil steht Lina daneben oder in der Küche, zum Schweigen genötigt, wie sie heute erzählt, denn wenn sie etwas sagt, so droht man ihr, komme sie in die Spinnwinde, eine Hure wie sie wolle man sonst nirgends haben. Und als bei den Zinggs die nächste Hochzeit ansteht, diesmal von Bruder Hans, darf Lina, entgegen der früheren Zusage ihrer Herrin, nicht wieder ins Rheintal fahren.

Auch in der Familie Gauck wird in diesen Jahren geheiratet. Zuerst der älteste Sohn, dann Elisabeth, eine der Töchter, sie ist gerade 20 und froh, den familiären Schrecken durch Heirat zu entfliehen. Friedrich Gauck dagegen versucht mit allen Mitteln, wenigstens die Fassade seines zerbrechenden Familienglücks zu wahren. Zu viel hängt für den etablierten und vereinsaktiven Musiker davon ab. Sein bürgerliches Renommee. Seine Aufträge. Und sein erfolgreiches Bemühen, endlich, nach all den Jahren, doch noch das Schweizer Bürgerrecht zu bekommen. In dem 1967 von ihm verfassten Einbürgerungsgesuch inszeniert er seine Lebensgeschichte noch einmal so, wie er sie wohl selbst gerne gehabt hätte.
Darin erzählt er von seiner Kindheit in der Ostschweiz, von seinem aus Deutschland eingewanderten Vater, der früh verstarb, und seiner Voralberger Mutter, von seiner Studienzeit in Wien, die er sich selbst finanziert habe, und seiner Rückkehr in die Schweiz, wo er als Musiklehrer und Geiger am Stadttheater in Zürich auch noch als Volontär tätig gewesen sei. Von dort sei er im Sommer 1938 erneut aufgebrochen, kurz vor Ausbruch des Kriegs, zwecks besserer Karriereaussichten, auf in den deutschen Osten, nach Halle und Leitmeritz, später nach Posen und schliesslich nach Olden-

burg, wo er bis 1945 als Konzertmeister unter Vertrag genommen worden sei. In der schmucken Stadt Posen habe er dann seine Maria gefunden, mit der ihn nicht nur Kindheitserinnerungen an Feldkirch verbanden, sondern auch die Freude an Theater und Musik. Die beiden hätten 1941 geheiratet, ein Jahr später sei der erste Sohn, Klaus, gekommen. Er, Friedrich Gauck, habe sich mit seinem Engagement am Staatstheater Oldenburg nicht nur ein respektables Auskommen, sondern – dank dem Einsatz seines Intendanten – auch den Schutz vor einer Einberufung an die todbringende Front gesichert. Er sei dank seinem Status UK als unabkömmlich geschützt gewesen. Jedoch im Herbst 1944 sei es damit aus und vorbei gewesen, Hitler habe bekanntlich sämtliche Theater schliessen lassen und ihn, den jungen Musiker, zu seinem Schrecken an die serbelnde Front einberufen.
So schreibt Friedrich Gauck über die Irrungen und Wirrungen seiner Vergangenheit und fährt dann fort, wie er mit seiner Frau unter Lebensgefahr in die Schweiz geflüchtet sei. Gerne wäre er schon viel früher hierher zurückgekehrt, jedoch habe man ihm als einem im Ausland wohnenden Deutschen zu Kriegsbeginn den Pass eingezogen, er sei unter Wehrüberwachung gestanden. Erst als dann der Marschbefehl gekommen sei, hätten er und seine Frau in aller Eile ihr Bündel gepackt, den dreijährigen Sohn seiner Mutter in Feldkirch in die Arme gedrückt und seien, als Deserteure sozusagen, bei Schaanwald und Buchs über die Grenze gekommen, wo sie verdankenswerterweise bei der zuständigen Polizei rasches Verständnis und die nötige Hilfe gefunden hätten. Und so sei es schliesslich zum Neubeginn gekommen, das Glück habe ihnen beiden dabei zur Seite gestanden. Nach erfolgreicher Ausheilung einer schweren Tuberkulose habe er seine Karriere als Geiger und Musiklehrer neu aufbauen können, nun sei er an verschiedenen Orchestern als Konzertmeister engagiert, aber auch in Verbänden und Fachvereinen tätig. Parallel zu seinem Aufstieg seien auch der Wohlstand und die Kinderzahl gewachsen, alle Mitglieder seiner Familie hätten sich in der Schweiz bestens integriert.

Man kann der anrührenden Flucht- und erfolgreichen Integrationsgeschichte, wie Friedrich Gauck sie hier erzählt, treuherzig glauben, wie es seine Kinder lange Jahre taten und wie es auch die Einbürgerungsbehörde damals in Althausen tat. Oder man kann sich, ausgerüstet mit historischem Wissen und aufgescheucht von Linas Martyrium, seine Gedanken dazu machen. Erstaunt es nicht, dass ein junger Musiker im Jahr 1938 von Zürich ins braune Deutschland aufbricht, wo Hitler fest im Sattel sitzt und mit seinen Nationalsozialisten zielsicher dem Krieg zusteuert, wo sein totalitäres Regime unerbittliche Gefolgschaft einfordert und die SS-Schergen bereits gnadenlos morden? Weitere Fragen drängen sich auf, wenn man liest, dass dieser junge Geiger auf seiner Suche nach Erfolg ausgerechnet Leitmeritz ansteuert, eine Stadt im von den Nazis eben erst, noch vor Kriegsbeginn, ins Reich heimgeholten Sudetengau. Es könnte ja sein, dass sich in Archiven zusätzliche Informationen finden, solche, die der Bürgerrechtsanwärter in seinem Lebenslauf wohlweislich verschwiegen hat.
Entsprechende Nachfragen sind ergiebig. Und fördern zuerst einmal Unerwartetes zutage. Zum Beispiel, dass der junge Gauck in Zürich im Jahr 1934 verurteilt wurde, zu acht Monaten Arbeitshaus bedingt, weil der damals 24-jährige Musiklehrer sich mehrfach an einer 14-jährigen Schülerin vergriffen und sie sexuell schwer genötigt hatte. Es gab also noch andere Gründe, die den karrierebewussten jungen Musiker damals, nach Ablauf der Bewährungszeit, in sein Vaterland zurücktrieben.
Das umfangreiche Dossier aus dem Bundesarchiv Bern hält noch weitere Informationen bereit: Als Friedrich Gauck im August 1944 als Deserteur flieht und über die Schweizer Grenze zurück in die alte Heimat kommt, findet er sich – entgegen seinen Erwartungen – vorerst im Internierungsheim Glion bei Montreux wieder. Zusammen mit seiner Frau versucht er, so schnell wie möglich von dort wieder wegzukommen. Er verleugnet seine Vorstrafe, aktiviert die bereits vor seiner Flucht aufgewärmten Beziehungen, appelliert in persönli-

chen Schreiben an den Patriotismus der Chefs der Einwanderungsbehörde, indem er sich als verhinderter Schweizer darstellt, der lieber heute als morgen hier arbeiten und an der Grenze als Eidgenosse gegen die Nazis kämpfen möchte. Er bittet um eine sofortige Toleranzbewilligung, die ihm Aufenthalt und Arbeit ermöglichen soll, und erhofft sich – unter malerischer Beschwörung seiner schweizerischen Kindheit – eine beschleunigte Einbürgerung. In den eifrig losgeschickten Bitt- und Referenzschreiben erscheint Deserteur Gauck als überzeugter Gegner des Naziregimes, der «keinerlei Bindung an Deutschland» hat, der sein Leben nicht für «diese sinn- und aussichtslose Sache» hergeben will, dem es eine Unmöglichkeit ist, «sein Leben für eine seiner Lebensauffassung fremde Sache», für eine ihm «fremde Wahnsinnspolitik» zu opfern.
Doch die Vorstrafe macht seiner versierten Taktik ein vorläufiges Ende: Die Daktyloskopie, die Untersuchung seiner Fingerabdrücke also, verrät den einstigen Sexualstraftäter. Dass er es später, nach Kriegsende, dennoch schafft, mit seiner Frau nicht ins kriegszerstörte Deutschland zurückgeschafft zu werden, ist ein bemerkenswerter Erfolg. Denn viele Deutsche versuchen sich im letzten Kriegsjahr, als der Traum vom Dritten Reich endgültig verloren ist, mit einem sogenannten Absetzer in die Schweiz zu retten. Das Ehepaar Gauck kann Beziehungen aktivieren, profitiert von Referenzschreiben und nützlichen Tipps, nicht zuletzt jenem, dass eine Schwangerschaft ihren Zielen äusserst förderlich sein könne. Und so schaffen sie es schliesslich, mit einem Baby in Marias Bauch aus der verhassten Internierung in Glion freizukommen und sich im November 1946, vorerst für neun Monate bewilligt, in der Ostschweiz anzusiedeln.
Etwa so lässt sich die Geschichte auf der Basis der Akten des Bundesarchivs rekonstruieren. Noch immer unbeantwortet bleibt dabei die Frage, inwieweit der ambitiöse Jungmusiker bei seiner Rückwanderung nach Deutschland mit den Nazis kooperierte, ob seine Distanz zum Nationalsozialismus immer so dezidiert daherkam wie in den Referenzschreiben aus der Inter-

nierungszeit. Diese Fragen haben die Schweizer Fremdenpolizei und Einwanderungsbehörde während des ganzen Verfahrens um Aufenthalt und Niederlassung des deutschen Paars nie interessiert, seine politische Vergangenheit wird in den immerhin 163 Seiten umfassenden Akten nie zum Thema. Dies ist erstaunlich und wohl nur mit braunem Protektionismus erklärbar. Im Gegensatz zur Gauck'schen Geschichte stehen nämlich die Schicksale zahlloser anderer Flüchtlinge, die während oder nach dem Krieg an der Schweizer Grenze standen – am Leben bedroht, weil sie Juden waren oder Linke oder oppositionelle Künstler – und deren politische Haltung oft den Ausschlag gab, ob sie zurückgewiesen, gefoltert oder umgebracht wurden.

Aus dem Bundesarchiv von Berlin treffen schliesslich nach Monaten des Wartens die Belege ein, die zeigen, dass Friedrich Gauck bereits am 1. Januar 1939 Mitglied der Reichstheaterkammer, Fachschaft Bühne, geworden ist. Dass er sich also, kaum angekommen, das braune Mitgliederbuch in die Hand drücken liess und mit seiner Unterschrift so einiges akzeptierte, nicht nur als politisches Commitment, sondern auch in Bezug auf seine künstlerische Freiheit, die schon bei der Namenswahl aufhörte. Denn für die Mitglieder dieser Reichstheaterkammer war das Zulegen ausländisch klingender Künstlernamen strengstens verboten, so steht es fett im vom jungen Friedrich unterschriebenen Antragsformular. In der Archivpost des deutschen Bundesarchivs findet sich im Weiteren die Mitgliederkarte der NSDAP als eingescannte Kopie, die zweifelsfrei belegt, dass der junge Gauck nur wenige Monate später, an Allerheiligen 1940, als Mitglied mit der Nummer 8414479 der nationalsozialistischen Partei beigetreten ist, wohnhaft am Adolf Hitlerplatz 15 in Leitmeritz 1. Der junge Musiker hatte also – wie vermutet –, den Aufstieg zum Konzertmeister im Blick, keine Skrupel, von einem braunen Dirigentenstock geführt zu werden. Vielleicht hat er später auch seine Maria, eine Opernliebhaberin, in diesem Dunstkreis deutscher Hochkultur getroffen, etwa bei einer unter

seiner Mitwirkung aufgeführten Wagner-Inszenierung am Posener Staatstheater.
Solche Fantasien werden genährt von Nachrichten aus Salzburg, wo die Archivanfrage ebenfalls zu Befunden führte. Allerdings muss Tochter Maria persönlich ins Landesarchiv nach Salzburg fahren, um die Akten zu konsultieren und schwarz auf weiss zu lesen, was es mit der vermuteten nationalsozialistischen Vergangenheit mütterlicherseits auf sich hat. Die Fakten sind eindeutig und sperrig. Offensichtlich war Mama Gauck selbst nicht Parteimitglied der NSDAP, jedoch ihr Halbbruder, Onkel Franz, er, der auch schon in Althausen und später immer mal wieder in Zürich bei Mama aufgetaucht war, den man umgekehrt auch mal in Wien besuchte und mit dem die Mutter sich bis zu seinem Tod bestens verstand. Er war von den Ideen und Idealen der Nazis offenbar so sehr überzeugt, dass er bereits im März 1935, also noch vor Österreichs Anschluss ans Deutsche Reich, in die Waffen-SS eintrat und dort bis zum Kriegsende, also über zehn Jahre, treuer Scherge blieb. Mit Reichsorden und Beförderungen zum Oberscharführer. Er wird nach dem Krieg im Registrierungsblatt zur Verzeichnung der Nationalsozialisten als *belastet* aufgeführt, ist wegen seiner Vergehen auch verurteilt worden, im Oberösterreichischen Landesarchiv in Linz wäre die Volks-Gerichtakte mit der Liste der konkreten Vergehen auf Anfrage einsehbar.
Doch Maria hat vorläufig genug erfahren. Wie sie zusammen mit ihren Schwestern alle Dokumente ihrer Recherchen sichtet und die Inhalte zu verdauen versucht, bekommen die schwärmerischen Erzählungen ihrer Mama, wie sie dereinst an der Front eigens für die Offiziere gesungen und viel Männerlob eingesteckt habe, eine ganz neue Tonalität. Ebenso geraten die noblen alten Möbel, welche die Wohnräume ihrer Kindheit ausstatteten und die nie so recht zur Legende vom mittellosen Neustart der Flüchtlingseltern passen wollten, in ein neues, düsteres Licht. Der seidige Berberteppich mit den kleinen Bombensplitterlöchern, wie Mama die kleinen braunen Punkte zu nennen pflegte, dann die

dunkle Ebenholz-Schrankwand mit der Kristallglasvitrine und dem dazugehörenden Intarsientischchen für Mamas Schmuck, aber auch der schwere Kleiderschrank in polnisch-russischem Stil, die russisch-orthodoxe schwarze Madonna und, nicht zu vergessen, Vaters Steinway-Flügel: Das alles wandelt sich vor dem inneren Auge der Töchter und wird zu Raubgut, das – so ist zu befürchten – vor langer Zeit in schmucken Wohnzimmern polnischer Juden gestanden hatte. Als Elisabeth, die Älteste, als junge Erwachsene einmal nach der Herkunft all dieser Schätze fragte, murmelte Frau Mama etwas von Zwischenlagerung in Deutschland, in einer grossen Wohnung, und dass man die Möbel später nachliefern liess. Das mochte zwar stimmen, verschweigt aber wohl das Wesentliche, dass die schönen Stücke vermutlich Geschenke ihres einst zum Oberscharführer aufgestiegenen Bruders waren. Denn man weiss ja inzwischen, dass die Nazis in Polen ihre «kulturelle Ernte» von Sondereinheiten nach Deutschland haben abtransportieren lassen und sie brüderlich unter der SS-Elite aufgeteilt wurde. Gut möglich, dass der liebe Onkel Franz auch seine Schwester damit bedachte und die grosse Bruderliebe der Frau Gauck, die nie etwas auf ihren Bruder kommen liess, auch durch grosszügige Geschenke genährt wurde.

Doch zurück ins Jahr 1967, als Friedrich Gauck in Althausen sein Einbürgerungsgesuch formuliert, um zusammen mit seiner Familie doch noch ein echter Schweizer zu werden. Er zeigt sich als guter Vertreter seiner Interessen, vergisst bei seiner patriotischen Legendenbildung auch nicht, der Frau Gemahlin ein kleines Denkmal zu setzen. Eine solche Hommage macht sich immer gut, selbst wenn Herz und Bett längst schon getrennt worden sind. «Aber auch meine Frau hat sich in den 22 Jahren ihres Aufenthaltes hier in der Schweiz völlig assimiliert. Im 47. Altersjahr stehend entwickelt sie noch eine erstaunliche Initiative. Sie hat ihre psychologischen Kenntnisse und pädagogische Begabung durch Kurse an der Wiener Universität vertieft und eine vielversprechende psychologische Praxis eröff-

net.» Am Schluss seines Schreibens orchestriert er eine Klage zum traurigen Widerspruch seines fehlenden Bürgerrechts angesichts seiner innigen Verbundenheit mit diesem Land und erklärt die erhoffte Einbürgerung in einem standhaften Credo gar zur Ehrenpflicht: «Die ideellen und ökonomischen Beziehungen meiner ganzen Familie stehen somit zur Schweiz in einem derart engen Verhältnis, dass unsere derzeitige staatsbürgerliche Situation hierzu in einem krassen Widerspruch steht. Nach einer nun über zehn Jahre dauernden Niederlassung ist es für mich daher eine Ehrenpflicht, mich mit meiner Familie zusammen um die Aufnahme in das hiesige Bürgerrecht zu bewerben.»
Dieser Ehrenpflicht steht diesmal nichts mehr im Wege, die Einbürgerung geht problemlos über die Bühne, gerade haben sie es noch geschafft, die zerrütteten Gaucks, bevor neue Risse das familiäre Fundament endgültig sprengen. Sie ziehen ein letztes Mal um, in ein zweistöckiges Attikageschoss, standesgemäss, mit grosser Terrasse und Lift direkt in die Wohnung. In dieser ganzen Zeit der Unruhe wird Lina, das Dienstmädchen, immer mehr zur einzig wirklichen Konstante, bleibt treue Seele des Hauses, die ein- und auspackt, einräumt und ordnet, die zuverlässig einkauft und etwas Warmes auf den Tisch bringt. Die sich den Kindern verbunden und verpflichtet fühlt, auch bei ihren pubertären Krisen und Albträumen. Lina hört zu, wischt die Schreckgespenste weg, so gut es geht, denn sie ist ja selbst gelähmt und ihr Intellekt verknotet. Sie macht weiterhin das, was sie seit jeher kennt: ausharren, wie ein erratischer Block im Bachgetöse. Linas eigene Träume, für sich und ihr Leben, sind längst erloschen, nur hier ist ihr Platz, denn sonst hat sie keinen auf dieser Welt.

IV

Die erstrittene Magd

In der ersten Juniwoche 1974 bringt der Pöstler eine Postkarte zu den Zinggs nach Vorderberg. Sie ist in Zürich abgestempelt, im Quartier Selnau, adressiert an die Familie Hans Zingg. Geschrieben eindeutig in Linas Handschrift.

> Meine liebe Vater und Brüder
>
> Ich habe euch eine Neuigkeit zu schreiben, bei Fam. [Familie] Gauck in Althausen ist jetzt alles aus der Schule und sind aus der Wohnung gezogen. Eure Lina ist jetzt nach Zürich gekommen zu Frau Gauck in die Stadt und nun zieht Sie selber um und wir zügeln in ein Haus nähe Schaffhauserplatz. Es geht vom Bahnhof aus genau einige Schritte mehr gleich weit wie in Beethovenstrasse. Unser Zügeltermin ist ca. am 19. Juni. Wir richten uns jetzt schon ein wenig ein mit den Möbeln aus Wil, die alle der Frau Gauck gehören. Viele Grüsse von Lina aus Zürich.

Dicht neben der 30er-Briefmarke, auf der das Bundeshaus grüsst, ist ein gerahmtes Kästchen auf die Karte gemalt, darin steht die neue Adresse, Rötelstrasse in Zürich, samt Telefonnummer.
So also erfahren Emma und Werner vom Umzug ihrer Lina nach Zürich. Ein erster Wechsel fand allerdings bereits ein paar Monate zuvor statt, denn das Gauck'sche Refugium ist schon länger in Auflösung begriffen, und Maria Gauck hat die Familienwohnung in Althausen seit über einem Jahr nicht mehr betreten. Sie lebt nun definitiv in ihrer Praxiswohnung in Zürich, einer Vierzimmer-Altbauwohnung mit grosszügigem Entree, das ihr auch als Wartezimmer dient, mit einem ebenso grossräumigen Praxisraum, daneben hat sie ein Schlafzimmer für sich und eines für ihre Gäste. Hier lebt und entwickelt die selbst ernannte Psychologin all das weiter, was sie sich seit rund zehn Jahren an Wei-

terbildung angeeignet hat; der Silberdruck auf Briefpapier und Visitenkarte empfiehlt sie als diplomierte Psychologin. Sie präsentiert sich als weise Frau, stets in weite, wallende Gewänder gekleidet, und zieht mit ihrem intuitiven Wissen und ihren in Fürsorglichkeit verpackten Manipulationskünsten immer mehr Klienten an, mit Vorliebe solche, die mütterliche Abhängigkeit suchen. Sie erarbeitet sich eine fachliche Autorität, die sich herumspricht, auch in wohlhabenden und einflussreichen Kreisen.

Längst schon hat Maria Gauck sich für dieses neue Leben in Zürich entschieden. Hat ihre Scheidung rechtzeitig mit einer Gütertrennung vorbereitet, um später ihr wachsendes Vermögen nicht zu verlieren. Zum Beispiel ihre im Tessin gekaufte Wohnung, direkt ob Locarno, mit prächtigem Blick über den See. Oder eben die besagten polnischen Möbel, alles wertvolle, rare Antiquitäten, die sie nicht einfach ihrem Friedrich überlassen mag. Anfang Juli 1974 reicht sie die Scheidung ein, drei Monate später ist das Paar getrennt. Die Scheidungsakte ist eine lohnenswerte Lektüre. Die Klägerin wird als mütterliche und gefühlsbetonte Persönlichkeit beschrieben, die unter der schwierigen Natur und der Tatsache, dass ihr Mann nie Gefühle ausdrücken konnte, dass er sie also nie spüren liess, dass er sie liebe, sehr gelitten habe. Zudem verweigere er ihr seit 16 Jahren jeden intimen Kontakt. Friedrich Gauck bestätigt die Aussagen seiner Frau voll und ganz, von Anfang an habe es nicht geklappt mit ihnen. Er könne seine Gefühle schlecht ausdrücken und begreife heute seine Frau, dass diese ihre eigenen Wege gehen wolle. Aus allen diesen Gründen wird das «unheilbar zerrüttete Ehepaar ohne Prüfung des Verschuldens», da beide einverstanden, geschieden.

Diese kampflose Kapitulation des beklagten Ehemanns, nach immerhin 33 Ehejahren, muss wohl als Tribut gelesen werden für das Verschweigen seines jahrelangen Missbrauchs an Lina. Eine Opfergabe, die allerdings vier Jahre später noch etwas aufgestockt werden muss. Dann wird die geschiedene Gattin bei ihrem Exmann noch einmal 20 000 Franken einfordern, un-

ter der Drohung, ansonsten das Familiengeheimnis im Heimatstädtchen des Konzertmeisters auszuplaudern. Über diese Erpressung werden die Töchter direkt von ihrem verzweifelten, Rat suchenden Vater informiert, den Beleg dazu finden sie später, nach seinem Tod, in seinem Nachlass und – zu ihrer Verblüffung – auch noch in Form zweier verirrter Briefe in Linas Vormundschaftsakte. Die kurze Korrespondenz ist, als fast schon sarkastische Fussnote in dieser Geschichte, die Folge eines Missverständnisses zwischen Erpresstem und Erpresserin. Friedrich Gauck wollte das Geld zuerst als Lohnnachzahlung auf Linas Konto einzahlen und informierte den Vormund entsprechend, Maria Gauck vermochte das dumme Versehen gerade noch rechtzeitig zu korrigieren und die Zahlung auf ihre Bank umzulenken.
Aufschlussreich ist die Scheidungsakte auch hinsichtlich der Zuteilungsregelung der unmündigen Kinder. Maria, Udo und die 15-jährige Magda werden, für damalige Zeiten eher ungewöhnlich, fraglos dem Vater zugesprochen, da sie angeblich keine mütterliche Umsorgung mehr nötig hätten. Im Gegenzug jedoch bekommt die geschiedene Ehefrau unter Punkt 8 die inzwischen 34-jährige Hausangestellte zugewiesen. «Die Haushalthilfe Lina Zingg zieht endgültig in die Wohnung der Klägerin. Die Fürsorgebehörde hat dieses Mädchen der Klägerin zur Beaufsichtigung anvertraut.» In erstaunlicher Selbstverständlichkeit, ohne Rücksprache mit Lina oder der für sie angeblich zuständigen Behörde, wird hier in einem Rechtsdokument über die mündige Lina verfügt, als wäre auch sie ein polnisches Möbel. Maria Gauck hat offenbar auch diesmal gute Arbeit geleistet. Hat beim Anwalt und beim Gericht mit ihrer einnehmenden Art deklariert, was Sache ist, hat vermutlich präventiv alle Fragen beantwortet, bevor sie überhaupt gestellt worden sind.

Lina folgt also ihrer Herrin nach Zürich, es wird ein Abschied von der Ostschweiz, von Althausen und von Direktor Gauck, den sie niemals mehr wiedersehen wird. Am neuen Dienstort macht sie weiterhin den

Haushalt und wird als Praxisgehilfin eingesetzt. Sie empfängt Klienten, inzwischen sind – dank einer von Maria Gauck entwickelten Spezialtherapie – auch viele Kinder darunter. Lina hilft den kleinen Patienten, das Warten vor dem Praxisraum verkürzen, serviert bei Bedarf einen Tee oder Sirup, assistiert zuweilen während der Spieltherapien. Ein eigenes Zimmer bekommt Lina auch in ihrem neuen Zuhause nicht. Sie schläft in einem nicht mehr benutzten Liftschacht, der Platz für zwei Betten hat, ein fensterloser Raum, den man via Badezimmer mit einem Aufstieg über die alte Wanne erreichen kann.
Ob Lina sich über den Wechsel in die grosse Stadt gefreut, über den engen Schlafplatz gewundert oder geärgert hat, das sind Fragen, die sich zwar stellen, aber nicht wirklich stellen lassen. Denn Lina weiss darauf keine Antworten. Sie schaut etwas ratlos, wenn man sie danach fragt, antwortet mit dem Schulterzucken einer Überlebenden. Die Fragen nach damaligen Gefühlen sind für sie vollkommen fremd.

Die Postkarte, die Anfang Juni 1974 in Vorderberg auf dem Küchentisch liegt, ist das erste Zeichen überhaupt, das seit der Trennung von Lina an ihre Familie geht. Sie dokumentiert Maria Gaucks Umzug aus der Altbauwohnung im Quartier Enge in ein Haus an der Zürichbergseite. Ob der Kartengruss Linas eigene Idee war, weiss diese nicht mehr, dass er aber von der Herrin zensuriert wurde, daran kann sie sich noch erinnern. Was überdies auf der Karte nicht zu übersehen ist. Denn die Zensorin hat einen für sie ärgerlichen Satz so nachlässig durchgestrichen, dass man ihn mühelos lesen kann, selbst heute noch: «Nebst mir besitzt Frau Gauck noch einen Sekretär, der Simon heisst.» In Vorderberg ist man ob dem Satz alarmiert. Linas Verwandte können zwar nicht wissen, dass dieser Sekretär namens Simon nicht etwa eines der geretteten Möbel von Madame ist, sondern ihr neuer Geliebter, der den lästigen Papierkram für sie erledigt. Das eigentlich Erschreckende für sie ist, wie fraglos Lina sich selbst als Besitz ihrer Dienstherrin sieht, und dies gibt all jenen

Befürchtungen Vorschub, die Emma und Werner eh schon ständig plagen.
Schwägerin Emma entschliesst sich zu handeln. Sie macht Vorstösse beim alten Vormund Schmetzer, hakt immer mal wieder nach bei dessen Frau, mit der sie im Kirchenchor singt. Man müsse doch endlich etwas tun, müsse überprüfen, was denn nun mit ihrer Lina sei. Schmetzer aber windet sich in ängstlichen Ausreden, das sei alles gar nicht einfach, am besten sollten sie gleich selbst nach Zürich fahren. Was Emma denn auch tatsächlich tut. Am 2. März 1975 fährt sie mit ihrem Mann an die Rötelstrasse zu einem Überraschungsbesuch. Sie lassen sich von ihrem Pflegesohn begleiten, der kennt sich in Zürich aus. Die drei treffen Lina alleine im Haus an. Sie öffnet die Tür, erklärt ängstlich, sie dürfe niemanden einlassen, lässt ihre Verwandten dann aber doch ins grosszügige Entree, zeigt ihnen ihr Zuhause oder, besser, ihren neuen Dienstort, eine herrschaftliche Achtzimmervilla, in der Maria Gauck seit einigen Monaten zusammen mit ihrem neuen Mann Simon residiert. In dem weitläufigen Haus kommt der dreitürige Ebenholzschrank mit seiner Kristallvitrine endlich standesgemäss zur Geltung, und auch die schwarze Madonna mit Kind macht sich gut mit ihrem fremden Lächeln beim Aufgang in den ersten Stock. Maria Gaucks jüngste Tochter Magda hat allerdings traumatische Erinnerungen an das Abholmanöver dieser Stücke aus der familiären Wohnung in Althausen. Überfallmässig sei ihre Mutter dort eingetroffen, mit Möbelwagen und Trägern, habe einen Grossteil der Möbel einpacken und abtransportieren lassen, selbst Magdas Zimmer sei komplett ausgeräumt worden, nicht einmal ihr Bett habe Mama ihr gelassen.
Vermutlich liegt dieser Inszenierung von Macht ein traumatisches Erlebnis zugrunde. Eine schlimme Geschichte. Maria Gauck stand ihrem Vater früher sehr nahe, sie hätten sich gegenseitig vergöttert, so weiss Marias Schwester zu erzählen, und ihre Mutter sei eifersüchtig gewesen. Eine komplexe Dynamik in einem spannungsgeladenen Familiendreieck. Schliesslich kam es zur Scheidung. Einige Wochen nach dem

Prozess, in dem auch Maria als Zeugin befragt worden war, kam der Vater zurück in die Familienwohnung, angeblich, um noch ein paar Sachen zu packen. Er holte aber nicht seine Habe aus dem ersten Stock, sondern sein Scheibengewehr, richtete es auf Frau und Tochter und schoss schliesslich auf Maria. Die Tochter kam mit einem Streifschuss am Arm davon, der Vater ertränkte sich fünf Tage später im nahen Fluss. Maria Gauck hat von dieser furchtbaren Erfahrung stets nur zurückhaltend erzählt, hat im Gegenteil ihre Kindheit später als normal, ja sogar ideal beschönigt. Nun weiss man aber spätestens seit Freud, wie sehr Verdrängtes gleichwohl im Leben die Zügel führt, und in diesem Licht bekommt die furiose Rückeroberung der Möbel eine vertiefte Dimension. Im rabiaten Auftritt der frisch Geschiedenen führt letztlich die psychisch tief verletzte Tochter Regie, ohne Rücksicht auf den Mann und die zurückbleibenden Kinder.
Nun steht das zurückeroberte Raubgut also in der neuen Residenz an der Rötelstrasse, dort, wo die Zinggs ihre Lina überraschen, die sich seit Tagen abplagt mit dem Auftrag, während der Abwesenheit der Herrschaften die dreigeschossige Villa gründlich zu putzen, von ganz unten bis ganz oben. Und die, als ihre Verwandten überraschend vor der Tür stehen, eben dabei ist, ein wohlschmeckendes Diner vorzubereiten, denn just auf diesen Nachmittag erwartet sie ihre Herrschaften nach zwei Urlaubswochen zurück. Schon brutzelt das Hähnchen im Römertopf, und Lina zeigt ihrer Schwägerin stolz, wie sie kürzlich gelernt hat, mit diesem neuen Tontopf so zu hantieren, dass der Braten auch wirklich saftig bleibt. Emma und Werner hören zu, lassen sich berichten, dass Lina inzwischen auch regelmässig alleine mit dem Hund zwischen dem Tessin und Zürich hin- und herpendelt, um zusätzlich in der neuen Tessiner Wohnung zu waschen, zu kochen und zu putzen. Schnell stellen sie fest, dass Lina weit selbstständiger denkt und handelt, als Maria Gauck ihnen bei den spärlichen Kontakten immer vorgegaukelt hat. Genau so, wie sie es vermutet haben. Bestätigt wird zudem der schon lang schwelende Verdacht, dass Lina nicht

ordentlich bezahlt wird. Auf ihre Nachfrage hin holt diese ihr Sparbuch, da sind – nach den 18 Dienstjahren ohne private Ausgaben ihrerseits – gerade mal 500 Franken angespart.
Der Überraschungsbesuch endet abrupt und im Eklat. Maria Gauck und ihr Partner Simon kommen früher als erwartet nach Hause, eines ihrer Kontrollspielchen, das sie künftig noch öfters einsetzen werden, und ertappen den Besuch aus dem Rheintal in flagranti im vertraulichen Gespräch mit der Schwester und Schwägerin. Maria Gauck rückt in Kampfstellung, beschimpft die Zinggs, sie hätten hier nichts verloren, und droht mit einer Klage wegen Hausfriedensbruch. Emma und ihre hartnäckigen Fragen nach den falschen Angaben zu Linas Selbstständigkeit, nach dem fehlenden Lohn und den Ferien werden von der Hauherrin aggressiv abgeputzt, die drei ungebetenen Gäste rabiat aus dem Haus geworfen.

Wenn Emma von diesem Besuch erzählt, kommt die ganze Aufregung zurück in ihre Stimme, ihren Blick, sie holt das kleine Mäppchen mit all ihren Notizen, die sie zum Fall ihrer Schwägerin angelegt hatte, immer in der Hoffnung, dass sich irgendwann doch noch etwas werde bewegen lassen. Da findet sie auch ihre Notiz zu diesem Vorfall, in ein Schulheft geschrieben, «von Locarno bis Zürich allein mit Gepäck und Hund im Zug. Pro Monat 100.– seit September 74», so hat sie notiert, und auch, dass sie dann mit Chefarzt Kranz in Wil geredet hat, der aber nicht viel zu sagen wusste, sich auf das Arztgeheimnis berief und sie an die einheimische Behörde verwies. Und noch immer ärgert es die Bäuerin, dass sie damals nicht einfach zugepackt und gehandelt hat. «Wenn ich gewusst hätte, dass Lina frei gewesen ist, hätte ich sie einfach mitgenommen.»

Der Besuch der Verwandten in Zürich hat für Lina einschneidende Folgen. Sie wird wegen ihres Ungehorsams körperlich gezüchtigt, bekommt Schläge, hat auf splittrige Holzscheite zu knien und damit quer durch die Küche zu rutschen. Maria Gauck gerät in Rage, hat wohl auch Angst, der Vorfall könnte sich wiederholen, ihr Dienstmädchen die Isolation durchbrechen und gar zu reden anfangen. Es gilt, Linas Willen noch radikaler zu brechen. Ausserdem melden sich in den Tagen danach die Behörden von Vorderberg bei ihr, diese sind von Schwägerin Emma über die Zustände im Hause Gauck und Linas Schaffenskraft informiert worden. Maria Gauck setzt auf ihre Redekunst und ihren guten Draht zu Dr. Kranz, mit dem sie vor Jahren schon einmal erfolgreich verhandelt hat und der, in der Wiler Society gut integriert, kürzlich vom St. Galler Regierungsrat zum Chefarzt der psychiatrischen Klinik gewählt worden ist. Er soll mithelfen, sie aus der Sackgasse zu retten.

8.3.75 Kr

Heute wieder einmal ein längeres Telefon von Frau Gauck: Der Bruder der Pat. sei erschienen, um die Pat. zu veranlassen, nach Hause zu kommen, wo man offenbar ihre Arbeitskraft wünsche (ärmliche Bauernverhältnisse plus Generationenkonflikt). Der «Vormund», Herr Schmetzer, dränge ebenfalls, wie auch der Gemeindeammann, der erklärt habe, da die Pat. Bürgerin von Vorderberg sei, habe er zu befehlen. Die Pat. wolle um keinen Preis nach Hause, sei im übrigen auch nach früheren Besuchen jeweils unvorteilhaft verändert gewesen. Ertrage überhaupt Wechsel schlecht. So z. B. wenn sie eine Einladung hätten, und es werde getanzt, die Pat. mache mit, sei sie 2 bis 3 Tage durcheinander, völlig unkonzentriert. Im übrigen sei sie ein sehr hübsches Mädchen geworden, das sich elegant kleide.

Dr. Kranz, der bis anhin nur flüchtig mit Lina zu tun hatte, beschäftigt sich anschliessend, 17 Jahre nach Linas Entlassung, erstmals eingehender mit dem Fall. Und zwar einzig auf der Basis ihrer Akten, Lina bekommt er dabei nicht zu Gesicht. Das Studium des Dossiers lässt ihn ein paar irritierende Leerstellen finden: «Bei der Durchsicht der KG [Krankengeschichte] stelle ich fest, dass uns keinerlei Aktenstück vorliegt, das auf eine Bevormundung schliessen lassen könnte. Es war einzig einmal der Entzug der elterlichen Gewalt in Gange gesetzt worden, ein Bevormundungsgutachten wurde nie erstellt. Wir haben daher empfohlen, dass die Pat. am besten durch einen Anwalt bei der Gemeinde anfragen lässt, ob irgendwelche vormundschaftliche Massnahmen gegen sie getroffen sind. Wenn nicht, genügt die Willenserklärung der Pat., wo sie zu bleiben wünscht. Andernfalls muss man mit dem Vormund sprechen. Bei uns ist nur ein Beistand, eben der erwähnte Herr Schmetzer, als solcher eingetragen, aber auch hierzu fehlt jede waisenamtliche Verfügung.»

Chefarzt Kranz stellt also Mängel fest und berät die fürsorglich auftretende Frau Gauck in den nächsten Schritten. Mit diesem Rückenwind und wichtigen Informationen ausgestattet, tritt sie nun gegen die Vorderberger an, macht Druck gegen die dortigen Behörden, die sich, aufgeschreckt durch Werners und Emmas Berichte, zum ersten Mal aktiv um eine Rückkehr Linas bemühen. Maria Gauck weiss die behördliche Schlamperei in Vorderberg geschickt für ihre Zwecke zu nutzen. Es gilt, die offenbar rechtlich mündige Lina als unselbstständige Kranke vorzuführen, die längst mit einer Invalidenrente hätte unterstützt werden müssen. Sie ist dabei erfolgreich und vermeldet dies auch ihrem Chefarzt in Wil. «Telefon von Frau Gauck, bei der die Pat. nun seit bald 17 Jahren ist. Das Bestreben, sie zum Bruder zu holen, habe sich wieder gelegt. Herr Schmetzer habe behauptet, er sei der Vormund der Pat. (?). Der Gemeindeammann, Herr Thür, habe berichtet, dass man ihn gerügt habe (offenbar sehr zu Recht), dass die Pat. nicht bei der Invalidenversicherung angemeldet worden ist. Laut Angaben von Frau Gauck sei sie nicht fähig, selbständig zu arbeiten.»

Psychiater Dr. Kranz hat zwar, wie bereits früher, ein paar Zweifel an der behaupteten Unselbstständigkeit. «Wenn ich mich recht erinnere, so hat Frau G. es von Anfang an darauf angelegt, die Pat. in diesem Zustand zu halten, quasi wie ein dauerhaftes Kind», so notiert er in die Akte, doch er verfolgt seinen leisen Vorbehalt auch diesmal nicht weiter. «Die Anmeldung an die IV wird nun erfolgen, Frau Gauck hat die entsprechenden Formulare und wird dieselben nach Unterzeichnung durch die Pat. zur Gegenzeichnung an den Vormund (?) senden. Später werden wir voraussichtlich das IV-Gutachten zu machen haben.»

Bereits am Tag danach wird das entsprechende Gesuch aus Vorderberg nach St. Gallen losgeschickt. Der Antrag selbst, mit seinen Anlageblättern und Fragebogen, ist wie zu erwarten im Hause Gauck ausgefüllt worden. Dies belegt auch die Handschrift auf den Bogen, die bei der Sichtung der Akten zweifelsfrei Simon, dem neuen Mann an Maria Gaucks Seite, zugeordnet werden kann. Vermutlich hat er als der neue Sekretär im Haus, der inzwischen sämtliche Schreibarbeiten und die administrative Buchhaltung für seine Geliebte erledigt, einfach notiert, was sie ihm diktierte. Als Ursache des Rentenanspruchs wird eine «geistige Behinderung seit Geburt» vermerkt, bei der klinischen Anamnese der Aufenthalt in Wil angeführt, jedoch verändert das Paar bei der Begründung die Diagnose: Aus der Schizophrenie wird eine manische Depression. Dem Antrag liegt ein zusätzlicher Fragebogen an die Arbeitgeberin bei, darauf erfährt man, dass Lina ihre Mithilfe im Haushalt nur unter Anleitung machen könne, dass sie fünfeinhalb Tage pro Woche arbeite, jeden Tag knappe sieben Stunden, dass die Versicherte je nach psychischer Verfassung ganz oder teilweise arbeitsunfähig sei und dass man ihr 100 Franken Lohn im Monat bezahle, zusätzlich Kost und Logis und alle Auslagen für Kleider, Schuhe und Zahnarzt.
Unterschrieben sind die Antragsdokumente von Lina selbst. Und von Hufschmied Peter Schmetzer, der widerrechtlich – Lina ist seit geraumer Zeit nicht mehr

minderjährig – als ihr offizieller Vormund unterzeichnet. Lina erinnert sich nicht mehr an das Prozedere, ist sich aber sicher, dass sie ihren früheren Beistand auch diesmal nicht zu Gesicht bekommen hat. Jedoch ist ihr unvergesslich, wenn auch in wolkenartigen Nebel gehüllt, dass sie damals nach Wil vorgeladen wurde, zur ambulanten Nachuntersuchung. Maria Gauck fährt selbstverständlich mit.
Untersucht wird Lina vom neuen stellvertretenden Chefarzt Dr. Bieri, der die Patientin in diesem September 1975 zum ersten Mal sieht. Der neue Blick des Arztes könnte für die Patientin eine Chance sein. Vielleicht sind auch ihm beim vorgängigen Studium der Krankengeschichte ein paar Ungereimtheiten aufgefallen. Dass man zum Beispiel diesen IQ-Test nach Linas Erholung nicht wie ursprünglich beabsichtigt wiederholt hat. Oder dass der amtierende Chefarzt ein paar kritische Fragen zu den Absichten der Frau Gauck notiert hat. Oder aber er hätte mit seinem vorurteilsfreien Blick erkennen können, wie verschreckt und ängstlich Lina bei jeder Antwort, die sie gibt, nach ihrer Herrin äugt und nervös blinzelt. Doch nichts davon geschieht. Eine erneute Evaluation und eine allfällige Revision von Diagnosen ist im hierarchisch und autoritär strukturierten Kosmos der klinischen Medizin ein Ding der Unmöglichkeit – etwa so lässt sich das Phänomen der Kopierfreudigkeit von medizinischen Gutachten aus der Sicht der Medizinhistoriker zusammenfassen. Experten und Gutachter sind keine neutralen Beobachter, sie sollen die Information ihres Auftraggebers nicht wirklich infrage stellen, ausser sie haben einen expliziten Auftrag dazu, ansonsten geht es einzig um die Überprüfung des bereits Erkannten. Und damit geraten Gutachten wie selbstverständlich zu Vorurteilsbestätigungen. Im Falle Lina Zinggs sollte dies nicht anders sein. Der von Dr. Bieri verfasste und von Chefarzt Kranz mitunterzeichnete Bericht an das Waisenamt von Vorderberg und an die Invalidenversicherung (IV) bestätigen, was man schon vorher zu wissen meinte. Einzig die Diagnose wird noch ein bisschen geschärft, ganz im Sinne von Maria Gauck.

In der Krankengeschichte ist die Nachuntersuchung gar nicht vermerkt, es finden sich dazu auch keine medizinisch-diagnostischen Werte oder Analysen. Vermutlich stützte man sich einzig auf die Gespräche mit der virtuosen Frau Gauck, die ihr *Lineli* begleitet und welche die Patientin ja ohnehin am besten zu kennen scheint.

Dennoch lohnt sich der analytische Blick auf den Bericht. Nur schon deshalb, weil er zeigt, wie arglos die Ärzte den Gauck'schen Gauklerdarstellungen aufsitzen, zum Beispiel, was das vorgespielte traute Familienglück betrifft, das seit über zehn Jahren gar nicht mehr existiert: «Wie Sie wissen, ist Fräulein Zingg als 8. Kind in die Familie Gauck aufgenommen worden, nennt übrigens Herrn und Frau Gauck Mami und Papi», schreiben die gutgläubigen Ärzte den Behörden nach Vorderberg. Was Linas Gesundheitszustand angeht, stellen sie fest, dass von der frühen manifesten Geisteskrankheit wenig mehr festzustellen sei, jedoch lasse sich ihre Geistesschwäche leicht nachweisen. Die entsprechenden Beweise liefert – nebst dem HAWIE-Test – die engagierte Förderin der Patientin, die ihre Misserfolge beklagt: «Man kann ihr z. B. auch nach Jahren den Einkauf nicht überlassen, muss ihr immer wieder sagen, in welchen Laden sie zuerst soll, was sie dort bekommt, in welchen Laden sie dann soll, jetzt kann sie mit den wartenden Kindern spielen, jetzt darf sie mit dem Hund spazieren gehen usw. [...] Dass Fräulein Zingg trotz aller Förderung nicht selbständiger wurde, hängt mit der Geistesschwäche des Mädchens zusammen. Während die gesunden Kinder der Familie Gauck in der gleichen Umgebung lernten, mit dem Leben zurechtzukommen, musste Fräulein Zingg zurückbleiben.»
Maria Gauck geht bei der Pathologisierung von Lina noch einen Schritt weiter. Sie zeichnet ihr Dienstmädchen als psychisch äusserst labil und schwierig im Umgang: «Die Patientin ist leicht irritierbar, z. B. durch einen Brief oder Besuch, einen Ausgang mit Männerkontakt, durch kleine Vorkommnisse, z. B.

einen Insektenstich, oder durch Veränderungen wie Züglen, Feiern o.ä. Sie ist dann für Tage bis Wochen für nichts mehr recht zu gebrauchen, durcheinander, verstimmt, unkonzentriert, unzuverlässig, auch einmal störrisch [...] sie überschätzt ihre Möglichkeiten, spielt sich gelegentlich als Assistentin ihrer Chefin auf oder auch als deren Tochter, worin man sie gewähren lässt, solange sie es nicht übertreibt.»

Beschreibungen wie diese lösen bei den Gauck-Töchtern heute nur Kopfschütteln aus. Sie haben ihre Lina in den langen Jahren ihrer Kindheit stets als zuverlässig, ausgeglichen, aber auch dienstfertig und willig erlebt. Davon erfahren die Ärzte nichts, sie vertrauen der fürsorgerischen Frau Gauck, die mit ihrem Auftritt die Ärzte mühelos um den Finger wickelt: «Frau Gauck mag das Mädchen gut. Sie hat es soweit als möglich gefördert und betreut es bestens [...] Wenn das Mädchen ihre schlechten Zeiten hat, dürfte der Umgang mit ihr zuweilen recht nervenaufreibend sein. Nicht jede Arbeitgeberin würde das ertragen.»
Lina selbst hat keine Ahnung, was ihre Chefin den Ärzten damals alles erzählte. Aber man kann sich das Setting in etwa vorstellen, wie Lina dasitzt, im Sprechzimmer, das sie an die Zeit ihrer Internierung erinnert, an den Schmerz der Spritzen und an die Schwere des komatösen Schlafs, und man sieht sie auf ihrem Stuhl, gequält von der Angst, die *Zeit in den grauen Wänden* könnte wiederkehren. Vielleicht hat sie auch gar nicht richtig zugehört, als ihre Herrin über sie zu rapportieren beginnt, hat einfach alles abgenickt und bestätigt, auch was man ihr später, bei der rechtlich vorgeschriebenen Kurzbefragung unter vier Augen, in den Mund gelegt hat, dass sie nie wieder zu ihrer Familie zurückkehren wolle, dass es ihr gut gefalle bei Frau Gauck. Und die Ärzte zeigen sich zufrieden, sehen alles bestätigt, was in der Akte bereits festgehalten ist. Nur ein einziges, einsames Wörtchen, gegen Ende des Gutachtens, ein zurückhaltendes «scheint», verrät einen allerletzten, leisen Zweifel: «Und auch Fräulein Zingg scheint es in dieser Umgebung gut zu gehen. Auch ohne Zeugen be-

fragt, wünscht sie, bei Frau Gauck bleiben zu können. Sie ist seit 17 Jahren an diesen Lebensstil gewöhnt und würde schwerlich in die früheren Verhältnisse zurückfinden.»

Maria Gauck hat ihren Auftritt wiederum erfolgreich platziert. Aber sie will Lina ja nicht nur behalten, sie will sie auch möglichst eng kontrollieren können. Und bringt sich bei den Ärzten vorsorglich in die entsprechende Position. «Das Mädchen braucht jemanden, der dauernd für ihr Geld, ihren Umgang, ihre Freizeit sorgt. Geistesschwache brauchen bekanntlich eine fähige Betreuungsperson, während ein Vormund nicht dafür sorgen kann, dass eine Geistesschwache kein Kind heim bringt, sich ordentlich pflegt usw. [...] Wir raten darum, die Vormundschaft auch de jure Frau Gauck zu übertragen, nachdem diese die Verantwortung für das Mädchen de facto seit 17 Jahren trägt. Frau Gauck wäre damit einverstanden. Gegen eine Interessenkollision von Arbeitgeberin und Vormündin wäre das Mädchen bestimmt gesichert, wenn Frau Gauck zu Handen des Waisenamtes die zweijährlichen Rechenschaftsberichte schicken würde.»

Die zitierte Passage zeigt, wie die Wiler Psychiater hier ihren diagnostischen Auftrag erneut verlassen und, statt mit medizinischen Untersuchungen Linas Arbeitsfähigkeit abzuklären, unter der verdeckten Führung Maria Gaucks fürsorgerische Zukunftsfragen diskutieren. Dabei übernehmen sie von Linas Dienstchefin nicht nur die Terminologie und reden, wenn es um die 34-jährige Lina geht, noch immer von einem *Mädchen,* sondern lassen sich auch darauf ein, die entscheidende Rolle in der Lohnfrage letztlich ihr, der Arbeitgeberin, zuzuspielen. «Als wie hoch Sie den Lohn in Form der finanziellen Aufwendung der Arbeitgeberin einsetzen (teilweise Erwerbsfähigkeit), möchten wir Ihnen überlassen», schreiben sie nach Vorderberg. Und meinen damit, dass man es letztlich Frau Gauck überlassen soll. Das Fazit der Nachuntersuchung ist eindeutig. Aus der früheren Diagnose der Debilität wird eine «erhebliche Debilität», Linas Rentenberechtigung wird ärztlich bestätigt, ebenso die überdurchschnittlichen Leistungen von Maria Gauck gegenüber der Patientin. Maria Gauck selbst wird durch das Gutachten in allen aus Vorderberg monierten Punkten rehabilitiert. «Zusammenfassend bestätigen wir, dass die früher geisteskranke, geistesschwache Lina Zingg für die Besorgung ihrer Angelegenheiten gemäss Art. 369 ZGB zu ihrem Schutze dauernd des Beistands und der Fürsorge bedarf. [...] Wir halten die gegenwärtige Lösung sowohl bezüglich der Arbeitsfähigkeit als bezüglich der Unterbringung als ein Optimum. Wir empfehlen (gegenüber dem Waisenamt) die Übertragung der Vormundschaft an Frau Gauck und möchten von einer besseren Rehabilitation dringlich abraten. Ein IV-Rentenanspruch hätte unseres Erachtens mindestens seit 1958 bestanden.»

Mit diesem Persilschein ist Maria Gauck für den nächsten Schritt im Kampf um Lina gut gerüstet. Denn in Vorderberg weht neuerdings ein bissigerer Wind, die Behörden plagen sich mit einer gemeinderätlichen Anfrage, warum Lina von ihrer Pflegemutter nicht zu ihren Verwandten in die Ferien gelassen werde. Gemeindeammann Thür, der gleichzeitig auch als Waisenamts- und Vormundschaftspräsident amtet, sucht unter diesem allseitigen Druck eine schnelle Klärung und vereinbart mit der Dienstherrin eine Stellungnahme, in der Lina ihr Verhältnis zur Herkunftsfamilie selbst deklarieren soll. Eine Gelegenheit, die sich die Strategin Gauck nicht entgehen lässt. Handschriftlich lässt sie Lina auf quadrierten Heftseiten einen Brief an ihren Bruder schreiben, säuberlich malt die ungeübte Schreiberin die Worte aufs Papier, in ordentlicher Schnürlischrift, die Meisterin schaut ihr über die Schulter und formuliert mit:

Zürich, den 9.9.1975

Lieber Werner

Bei der Frau Gauck bin Ich schon solange und gesund und munter. Bei Ihr kann es einem sehr gefallen. Und die Ferien sind hier auch sehr geniessbar. Bald gehen wir, Frau Gauck und Herr Simon, selbstverständlich auch Ich auf Urlaub. Ich glaube kaum, dass Ich die Nerven hätte auf dem Land zu Arbeiten. Aber wenn Du mich irgendwann besuchen willst, so darfst Du es, aber ohne deine Frau. Und du solltest bitte immer forher anrufen. Weil wir sonst keine Zeit haben, oder hin und da unterwegs sind, ich meine die Umstellung für mich in Zürich war anfangs gar nicht so leicht. Ich wollte immer alleine weiter Kopfen. Dabei ist es ganz leicht, die Frau Gauck anzuhören und zu tun und machen, was zu lassen ist, oder nicht. Ich glaube, meine Ohren haben manchmal auch ein bisschen Schmalgang. Ich könnte mit Frau Gauck immer mit ruhigen Nerven sein. Manchmal will ich aber lieber meinen Ergeiz bei mir ferstecken, weil ich so ziemlich schnell gereizt bin, ohne grund oder etwas zu sagen.

Es geht aber schon richtig zu und her in dieser Praxis und Ferien sind auch genügend dabei. Und mit der IV sei es auch egal, so wie es mir gefällt, gefällt es auch Frau Gauck so oder so. Ich hoffe, dass Ihr alle recht gesund sind, ich meine deine Brüder und dein Vater. Selbstverständlich auch Du. Müsste mal ein Besuch mir gestatet sein, dann bitte nur wenige Stunden.

Lieben Gruss von deiner Schwester Lina. Und Frau Gauck.

Dieses behördlich eingeforderte Distanzierungsschreiben, das Lina unter Zwang an ihren Bruder schickt, wird als ein weiteres Kronzeugendokument in die Akte Zingg gelegt, wird künftig stets als Referenz herangezogen werden, wenn die Frage nach einem Kontakt mit Linas Herkunftsfamilie zur Debatte steht. Und um in der Sache ganz sicher zu gehen, hat Lina nach Abschluss des Briefs die Hauptaussage noch einmal an den Rand des ersten Blatts zu schreiben, vertikal aufsteigend, unübersehbar, zusammenfassend sozusagen. «Also sei nicht böse, dass ich niemals auf das Land zu Euch gehen will, auch nicht um zu arbeiten, auch nicht für die Ferien.»

Dieser Brief ist mehrfach überliefert. Denn selbstverständlich sorgt Maria Gauck bei der Spedition dafür, dass ihn nicht nur Werner Zingg und Herr Thür in die Hände bekommen, sondern dass er auch den Weg zur IV-Kommission nach St. Gallen und in die Klinik nach Wil findet, dort auf den Schreibtisch von Direktor Kranz persönlich, gerade noch rechtzeitig vor Linas Nachuntersuchung. Maria Gauck verfasst zusätzlich ein Begleitschreiben an Linas Bruder, worin sie ihn über die behördliche Anfrage, die den Anlass zu diesem Brief gegeben hat, informiert und nicht vergisst, ihn genau über den von ihr bedienten Verteiler aufzuklären. «Dies zu deiner Orientierung, und bitte sage deiner Frau, sie möge doch die Anrufe (Tel.) in Zukunft unterlassen!»

Beide Briefe finden sich im Dossier des Ehepaars Zingg, zusammen mit der Abschrift von Werners Antwortschreiben, das dieser mit wundem Herz schreibt, ausgerechnet an jenem Tag, an dem seine Schwester zur beschriebenen Nachuntersuchung zitiert wird, nur ein paar Kilometer von ihm entfernt. Doch davon wissen Emma und Werner natürlich nichts. Sie mögen nur einfach nicht glauben, was Lina ihnen da geschrieben hat, schliesslich haben sie mehrfach erlebt, dass ihre Verwandte bei ihnen anders redet und sich anders zeigt, als wie es hier in diesem Schreiben steht. Das war an ihrer Hochzeit so, als Lina frohgelaunt gar nicht mehr gehen wollte und man weitere Treffen ins Auge fasste und Ferienpläne noch dazu. Und es war neulich in Zürich nicht anders, als das Erscheinen der Herrschaften den Schrecken in Linas Augen holte, ihr Mund sich zu einem Strich verkniff, und zwar so streng, dass man Böses befürchten musste.

Vorderberg, den 23.9.75

Liebe Schwester Lina

Ich dank Dir für den Brief, den Du mir gesandt hast. Wenn ich den Brief lese, dann schiesst mir das Blut durch die Adern wie wild, denn Ich weiss ganz genau, dass das nicht dein Begehren ist, was Du geschrieben hast. Als wir miteinander sprachen, *da du nicht beeinflusst warst von Frau Gauck,* sagtest Du zu uns: Du kämest gerne zu uns, aber Frau Gauck sage immer das sei nichts für Dich. Als wir wieder gingen bei Euch, hast Du mir versprochen, Du kämest zu mir und das musst Du auch halten. Ich gebe nicht nach. Ich bin überzeugt, dass es deinen Nerven sehr gut täte, wenn Du wieder richtigen Kontakt mit uns hättest, und hin und wieder zu uns kommen könntest. Viele aus der Stadt erholen sich gerne auf dem Lande. Wir wollen ja, dass Du einen rechten Lohn bekommst, dass Du in deinen alten Tagen auch richtig leben kannst, *dass Du diesen gesunden Menschenverstand wieder bekommst, den Dir Frau Gauck wegnehmen will, nur dass Du gratis für Sie arbeitest.* Wir, meine Frau und unsre zwei Kinder sind ehrlich miteinander, wir lügen einander nicht an. Wenn Du wieder zu uns auf Besuch kommen kannst und wenn Du frei hast und den gerechten Lohn hast, ist die Hauptsache wieder in Ordnung. Meine Frau hat Dir ja nichts zuleide getan, im Gegenteil. Sie hilft mir Dir zu helfen. *Wenn Deine Meisterin noch nicht wissen will, was einer Angestellten gehört, dann muss man es Ihr eben richtig sagen, dem Anschein an braucht es recht viel.*

Viele Grüsse von Deinen Brüdern und unserem Vater. Werner Zingg

Maria Gauck reagiert postwendend und strategisch bedacht. Sie schickt das Schreiben sogleich an die Behörden von Vorderberg und an die Ärzte von Wil, als Beleg für das schändliche und freche Wirken dieser aufsässigen Verwandtschaft: «In der Beilage sende ich Ihnen eine Fotokopie des Antwortschreibens von Werner Zingg an seine Schwester Lina, der ihr leider seelisch und nervlich sehr nachteilig zugesetzt hat. Lina ist nach diesem Brief von ihrem Bruder Werner sehr enttäuscht und nicht gewillt, sich weiterhin mit ihm und seiner Frau auseinanderzusetzen.» Gleichzeitig schaltet sie, pikiert von den Vorwürfen und abgesichert durch die Wiler Ärzte, zusätzlich ihren Anwalt ein. Herr Dr. Gustav Wüst, ein Zürcher Rechtsanwalt, droht dem Rheintaler Bauern umgehend mit einer Strafklage:

> Sehr geehrter Herr Zingg
>
> Von Frau Maria Gauck bin ich mit der Vertretung der Interessen beauftragt.
> Frau Gauck kann Ihre ehrverletzenden Äusserungen in Ihrem Schreiben vom 23.9.1975 sowie Dritten gegenüber nicht auf sich beruhen lassen. Es verhält sich gerade gegenteilig als Sie schreiben. Ihre Schwester verdankt ihr heutiges Wohlbefinden der Fürsorge und Betreuung von Frau Gauck. Die Befragung Ihrer Schwester und deren Untersuchung in der kantonalen Psychiatrischen Klinik in Wil hat dies bestätigt. [...] Ärztlicherseits wird heute gestützt auf den überraschenden Heilerfolg von Frau Gauck empfohlen, Ihre Schwester unter die Vormundschaft von Frau Gauck zu stellen.
> Es zeigt sich somit, dass Ihre Ausführungen in Ihrem Schreiben [...] sowie ihre Äusserungen Drittpersonen gegenüber rein ehrverletzender Natur sind. Ich muss Sie bitten, diese Anschuldigungen richtig zu stellen und sich bei Frau Gauck für diese Ungehörigkeiten zu entschuldigen, ansonst ich beauftragt bin, Strafklage einzuleiten.

Es fällt auf, dass Rechtsanwalt Wüst ein paar Dinge zugunsten seiner Mandantin zurechtbiegt, zum Beispiel, dass Lina nun plötzlich Fortschritte gemacht haben soll, obwohl ihre Debilität gemäss Gutachten zugenommen hat. Und der behauptete Heilerfolg wird fraglos und ausschliesslich der geduldigen Frau Gauck zugeschlagen. Zudem drängt sich die Frage auf, woher der Rechtsanwalt so genaue Kenntnis hat über die Inhalte des ärztlichen Gutachtens, das bekanntlich dem Arztgeheimnis unterliegt. Vermutlich hat sich Maria Gauck widerrechtlich eine Kopie davon herbeicharmiert.
Sie lässt das Schreiben ihres Anwalts wiederum allen wichtigen Personen und Institutionen zustellen. Emma und Werner Zingg bleibt unter diesem medizinisch und juristisch munitionierten Druck nichts anderes übrig, als klein beizugeben. Einen Rechtshändel können sie sich finanziell nicht leisten. Werner formuliert die geforderte Entschuldigung, rettet einzig seinen Stolz, indem er den Bückling nicht direkt vor Frau Gauck macht, sondern stellvertretend seiner Schwester schreibt, nicht ohne dabei die ärgerliche Lohnfrage noch einmal aufzugreifen.

Liebe Schwester Lina!

In dem Brief vom 23.9.75, den ich an dich geschrieben habe, fühlte sich Frau Gauck verletzt, an das habe ich gar nicht gedacht. In dem Satz wollte ich meine Besorgnis um dich ausdrücken, wobei ich diese Worte zu wenig überlegt geschrieben habe. Ich wollte keinenfalls Frau Gauck in der Ehre verletzen. Bitte teile ihr dies mit.
Wir anerkennen die 17 Jahre, die Du bei der Fam. Gauck sein konntest voll und ganz, wir wollten für Dich, Lina, einen angemessenen Lohn für deine Arbeit, die Du der Fam. geleistet hast und noch leisten wirst. Fr. 100. – wird seit Sept. 74 auf die Raiffeisenkasse Vorderberg für Dich von Frau Gauck einbezahlt.

Ich wünsche dir weiterhin alles Gute und sende Dir liebe Grüsse

Werner
Emma und Kinder.

Der oben zitierte Drohbrief aus der Zürcher Anwaltskanzlei bringt die Zinggs noch aus einem weiteren Grund in Rage. Darin lesen sie, dass nun also ausgerechnet jene Frau, die Lina gemäss ihrer Einschätzung seit Jahren dreist ausnutzt, ihre Vormundschaft übernehmen soll. Das kann und darf nicht sein. Verzweifelt entschliessen sie sich, beim Waisenamt Vorderberg eine Beschwerde einzureichen. Werner hat in seinem Mäppchen auch davon eine Abschrift aufbewahrt, zumindest von der ersten Seite, vom wichtigsten Teil des Schreibens. Es ist ein eindrückliches Dokument der Ohnmacht und Hilflosigkeit.

Titl.
Ich bin in einer Lage, da ich ohne Hilfe nicht weiterkomme, darum bitte ich Sie mir beizustehen.
Meine Schwester ist nach einem Nervenzusammenbruch für kurze Zeit in die Nervenheilanstalt in Wil eingeliefert worden. Herausgeholt wurde sie von einer Psychotherapeutin Maria Gauck zu ihrer Familie in den Haushalt in Althausen. Wenn wir drei Brüder unsere Schwester besuchten, durften wir nie alleine mit ihr sprechen. Auf die Frage nach dem Lohn bekamen wir von M. Gauck die Antwort, für dies ist der Vormund da. Wenn wir den Vormund Peter Schmetzer in Vorderberg danach fragten, bekamen wir die Antwort, ihr seid noch zu jung, es ist schon in Ordnung.
Heute, nach 18 Jahren, wollte Frau Gauck die Vormundschaft übernehmen, dies sagte uns die Frau des Vormundes. Sie sagte auch, die Frau

M. Gauck sei geschieden seit einem halben Jahr und wohne nun in Zürich.
Meine Schwester sei nun auch in Zürich bei M. Gauck, dies wusste der Vormund auch nicht bis zu der vorgenannten Anfrage. Nun wollte ich wissen, was mit dem Lohn ist von meiner Schwester, nun konnte P. Schmetzer mich nicht mehr abweisen. Er erklärte, er habe alle diese Jahre vom Sparbüchlein, das er aufbewahre, die Krankenkassen von meiner Schwester bezahlt. Vom Lohn wisse er nichts. Als ich und meine Frau ihm klar machten, dass das doch nicht gehe, sagte er, wir sollen selber nachsehen, was da geht.
Wir gingen dann nach Zürich, um weiter informiert zu werden. Wir trafen meine Schwester erstmals alleine an. Sie sagte, sie sei schon zehn Tage allein zu Hause und müsse das ganze Haus allein reinigen, aber sie sei sich ja gewöhnt an Arbeit. Ich fragte sie, ob sie einmal zu uns in die Ferien komme. Sie sei ja schon 18 Jahre lang nie mehr bei uns gewesen, ausser bei meiner Hochzeit, und da hat sie Frau M. Gauck keine Minute aus den Augen gelassen [...].

Dieser Beschwerdebrief ist in Linas Vormundschaftsakte nicht aufzufinden. Sein amtliches Eintreffen wird jedoch in einem anderen Schreiben erwähnt und damit bestätigt. Nach einem halben Jahr ergebnislosen Wartens wenden Emma und Werner sich im Frühling 1976 an die nächste Instanz, an das Justiz- und Polizeidepartement in St. Gallen. Auch diese Aufsichtsbeschwerde sucht man im Dossier der Vormundschaft vergeblich, es ist Werner, der eine Abschrift davon aufbewahrt hat.

Sehr geehrte Herren

Ich möchte Sie bitten, bei der Gemeinde Vorderberg SG die Vormundschaftsunterlagen mei-

ner Schwester Lina Zingg, geb. 1940 zu kontrollieren.
Nach der Wegleitung für den Vormund, die ich gelesen habe, fühle ich mich verpflichtet, mich an Sie zu wenden, da ich das Gefühl habe, dass für Lina nicht so gesorgt wird, wie es vorgeschrieben ist. Ich habe in Vorderberg schon vor mehr als 1 Jahr Beschwerde eingelegt, aber ohne meine Zufriedenheit.
Die grösste Unterlassung der Vormundschaft war z. B.: IV wurde ganze 17 Jahre nicht in Anspruch genommen. Ich bin auch im Zweifel, ob der Arbeitsort das richtige für Lina ist, dass alle Jahre nicht für richtige Ferien gesorgt wurde, auch nie für Lohn gesorgt wurde.

Für Ihre Bemühungen danke ich im Voraus und erwarte gerne Informationen.

Fam. Werner Zingg
Rigel, Vorderberg

Werner und Emma werden, zusammen mit Linas altem Vater, der schon seit Jahren in ihrem Haushalt wohnt, auch diesmal eine schöne Weile ohne Antwort bleiben. Genau genommen ein Jahr und drei Monate. Eine lange Tortur für Menschen, die warten.

V

Entmündigung auf eigenes Begehren

Während alle diese Briefe und Anträge und Beschwerden im Fall Lina Zingg zwischen Zürich, St. Gallen und dem Rheintal hin- und hergeschickt werden, geht an der Rötelstrasse alles seinen organisiert ehrbaren Gang. Man lebt und arbeitet in der hübschen Jugendstilvilla, geniesst den gepflegten Garten, zelebriert ein offenes Haus und empfängt Gäste, im ersten Stock ist die Praxis untergebracht, im zweiten warten die Schlafräume mit grossen Badezimmern auf Bewohner und Besucher. Eines der Zimmer wird untervermietet, an eine Patientin der Hausherrin, eines darf Lina bewohnen. Zum ersten Mal ein Zimmer fast für sich allein, nach 16 Dienstjahren, nur die Anprobebüste der Frau Gauck, die eine passionierte Näherin ist, wird in einer Ecke aufgestellt, eine stille Aufsicht sozusagen. Und auch diesmal gilt, wenn es eng wird im Haus, weil vorübergehend ein Besuch sich einquartiert, dass Lina in den Estrich oder in den Partyraum im Keller verschoben wird.
Lina bleibt das bewährte Dienstmädchen. Sie kocht und rüstet und putzt, wie schon immer, geht einkaufen, gleich um die Ecke am Schaffhauserplatz, da gibt es eine Post für die Korrespondenz ihrer Chefin und eine Migros für das tägliche Allerlei. Oder sie steigt den Zürichberg hinab, bis an die Limmat, besorgt dort im Quartierladen den von der Herrschaft bevorzugten Raclettekäse. Manchmal setzt sie sich in ein Tram und fährt zur Sihlporte auf die andere Seite des Flusses, zur EPA, einem Warenhaus, da kauft man Hefte und Schreiber zu günstigem Preis. Und regelmässig packt sie ihr kleines Köfferchen, nimmt Xenia, den Hund, an die Leine, und fährt mit ihm im Zug zum Zweitwohnsitz der Frau Gauck nach Locarno. Ihre Herrin ist eben dabei, ihre Immobilie an der Via ai Monti – ein interessantes Objekt hoch am Berg mit einem weiten Blick über den See – zu erweitern. Inzwischen hat sie die angrenzende Wohnung zuoberst im Haus der ihren zugeschlagen, die ganze Etage mit Terrasse gehört nun ihr, samt Panoramablick auf zwei Seiten und freiem Zugang zur Dachterrasse. Auch die Einliegerwohnung im Parterre ist ihr eigen geworden, die Hälfte davon wird

für Lina abgetrennt, und später wird noch eine dritte dazukommen, im mittleren Stock, für die vielen Gäste. Maria Gauck ist eine erfolgreiche Wirtschafterin. Sie verdient kein schlechtes Geld mit ihren erfundenen Titeln und ihrer mütterlichen Aura. Ihre Praxis in Zürich läuft gut, die fein gesponnenen Fäden der Abhängigkeit zu den Klienten wandeln sich in Scheine und Münzen. Später kann sich die Therapeutin an einer jüdischen Schule einen Auftrag für sonderpädagogische Einsätze sichern. Zertifikate werden dort nicht so genau überprüft, und noch weniger denkt jemand an eine braune Vergangenheit, bei einer derart charmanten Dame, man ist ja schliesslich in der Schweiz. Maria Gauck kommt ökonomisch also zügig voran. Zudem hat sie mit Simon einen Lebenspartner gefunden, der bei den Finanzen mitziehen kann. Der Mann, ein ehemaliger Patient, den sie aus tiefsten Depressionen gerettet hat, bringt nicht nur neue Liebe, sondern auch ein anständiges Erbe mit in den Neustart von Maria Gaucks Leben. Die Tessiner Residenz, zuoberst im Haus, mit einer Wohnfläche von über 100 Quadratmetern, wird für das Zürcher Paar geliebte Zweitwohnung, vorerst an den Wochenenden, später mehr und mehr auch an Tagen unter der Woche. Da gibt es für ein Dienstmädchen genug zu tun, selbst wenn die Wohnungen zwischenzeitlich leer stehen. Der Staub auf den Steinfliesen und den Möbeln, die grossflächigen Fenster der Dreimaster und die weite Dachterrasse – das alles will regelmässig geputzt und gereinigt werden. Und so kommt es, dass Lina auch ein Dienstmädchen auf Reisen wird. Bei ihren Zugfahrten darf sie mit niemandem reden. Zu gefährlich, allein reisende Dienstmädchen seien schon spurlos verschwunden, wird ihr eingebläut.

In Zürich wird die Gauck'sche Villa in diesen Jahren zunehmend zu einem gesellschaftlichen Treffpunkt. Prominenz aus dem schweizerischen und deutschen Showbusiness geht ein und aus, die Schlagersängerin Caterina Valente, das Volksmusiktrio Geschwister Schmid oder Vico Torriani, der populäre Schlagersänger und Showmaster, im Gauck'schen Familienkreis vertraulich Schwico genannt, weil er schwul ist. Und als imposanter Gast nicht zu vergessen ist der bärtige Ivan Rebroff, dieser geborene Berliner mit russischer Wahlidentität, der sich mit seinem Kosakenbass über vier Oktaven hinauf und hinunter in die musikalische Weltprominenz hineinsingt. Mit seiner Freude an herzrührigem Gesang und der Lust an kleinen, biografischen Schummeleien und Selbstinszenierungen – kein Auftritt ohne Fellmütze und russischem Folkloregewand – findet er in seiner Gastgeberin so etwas wie eine Seelenverwandte.

Ivan Rebroff macht auch im Frühling 1975 einen Zwischenhalt in Zürich, da hat das Brautpaar Kobelt-Gauck zur Hochzeit geladen, ins Grand Hotel, Ivan ist Ehrengast. Tochter Maria erinnert sich, wie sie damals, sie war knapp 20, dem berühmten Sänger den Bart kraulen durfte, ein im Familienalbum fotografisch dokumentierter Höhepunkt. In vornehmem Ambiente wird getafelt und gefeiert, werden Toasts ausgebracht, um die 40 Gäste sind geladen. Jemand aber fehlt, das Dienstmädchen Lina. An der Rötelstrasse braucht man sie, wie kaum je zuvor, für die vielen Gäste, die im Hause ein- und ausschwirren, an der luxuriösen Festtafel jedoch, da hat sie nichts verloren.

Lina arbeitet nach dieser Heirat sozusagen unter neuer Herrschaft. Die Chefin heisst nun nicht mehr Frau Gauck und ist auch keine Mama mehr wie früher, Lina soll sie fortan mit Frau Kobelt und einem höflichen Sie ansprechen, die vertraute Frage «Wetsch äs Kafi?» wird aus dem Repertoir alltäglicher Kommunikation gestrichen, nun heisst es: «Was darf ich Ihnen anbieten, Frau Kobelt?». Der neue Mann aber im Haus, ein femininer Grafiker mit aufgelaufener Karriere und gescheiterter erster Ehe, übernimmt die Rolle des Wirtschafters und Hausmanns. Lina wird nun ihm unterstellt. Simon ist ein krisengeschüttelter Mann, 24 Jahre jünger als seine Frau, für Depressionen noch immer anfällig, esoterisch orientiert, zudem ein von Allergien Geplagter, der seiner Krankheit mit strenger Diät und Trennkost beizukommen sucht. Der Haushalt wird unter seiner Führung ungleich komplizierter, in jedem

Brosamen und Häppchen lauern Gefahren. Die Gemüse müssen getrennt gerüstet und alle Gerichte in zwei Varianten gekocht werden, denn der Hausherr erträgt keine Zwiebel, kein Salz, keinen Pfeffer und auch keine Kräuter. Beim Aufdecken sind unter die Salatteller Zeichnungen mit Pyramiden zu schieben, diese haben Kräfte, um schlechte Wassermoleküle in gute umzupolen. Lina hat unter dem neuen Regime enorm viel zu lernen, sie fügt sich, dient in alter Ergebenheit auch ihrem neuen Herrn.
Die Herrschaft ändert, der Lohn bleibt gleich. Und wird auch künftig nie weiter angehoben. 100 Franken im Monat. Plus Kost und Logis. Dienstmädchen in ähnlicher Stellung verdienen mehr als 800 Franken. Gleichwohl sammelt sich auf Linas Konto ein bisschen Geld an, nicht eben viel, ein paar 1000 Franken. Denn die IV-Kommission in St. Gallen hat inzwischen geprüft und gutgeheissen, hat im Januar 1976 entschieden, dass Fräulein Zingg rentenberechtigt ist und künftig, bei einem Invaliditätsgrad von 63 Prozent, eine Rente von 385 Franken im Monat ausbezahlt bekommt, rückwirkend auf anderthalb Jahre. Und so trifft auf Linas Bankkonto in Vorderberg neuerdings in schöner Regelmässigkeit ein kleines Sümmchen ein, vom Sparverein Biene getreulich verbucht. Allerdings erfährt die Begünstigte davon nichts. Ihre Dienstherrin vermutlich schon.

Im Zuge dieser Rentengeschichte und der Beschwerden von Linas Verwandten sind die Vorderberger Behörden entschlossen, ihr vergessenes Mündel nun endlich ordentlich bevormunden zu lassen. Aus der Klinik in Wil liegt die Wahlempfehlung für Maria Gauck als Vormundin auf dem Tisch, Interessenkonflikte sehen die Ärzte bekanntlich keine. Werner und Emma Zingg bringen nun ihrerseits eine entferntere Verwandte ins Spiel. Sophie Zundel, die Tochter von Werners Patin, soll die fürsorgerische Aufsicht über Lina übernehmen. Der Vorschlag wird von den Vorderberger Behörden begrüsst, sie sind interessiert an einer schnellen Klärung und der Wiederherstellung des dörflichen Friedens. In einem Schreiben vom Februar 1976 informieren sie Maria Gauck über die Wahl von Frau Zundel. Auch dieses Schreiben fehlt in Linas Vormundschaftsakte. Man erfährt davon indirekt, durch die postwendend eingereichte Anfechtung des Entscheids, verfasst von Maria Gaucks Anwalt, einem Freund des Hauses, der unverfroren als Anwalt in Linas Auftrag auftritt: «Meine Mandantin wehrt sich mit allem Nachdruck, ausgerechnet unter die Vormundschaft von Sophie Zundel gestellt zu werden. Gegen Sophie Zundel hat sie wegen Jugenderinnerungen eine ausgesprochene Abneigung. Sie fühlt sich von ihr verraten und verleumdet. Sie solle ausgestreut haben, meine Mandantin habe mit Buben Unreinheiten begangen. Sie sei auch von Sophie Zundel immer ausgelacht, gehänselt und schikaniert worden. Es sieht so aus, dass sie vor Frau Zundel geradezu Angst hat. Sie erklärt auch, sie sei einmal vor etwa 14 Jahren von Frau Zundel aufgesucht worden. Sie habe sich derart aufgeregt, dass sie erkrankt sei und längere Zeit bettlägerig gewesen sei.»

Werner und Emma, die von diesem Schreiben erst später beim Aktenstudium erfahren, bleibt bei diesen Lügengeschichten das Lachen im Hals stecken. Die Vorwürfe seien schon deshalb absurd, erklären sie, weil Sophie viel jünger als Lina und zudem bereits als Zehnjährige von Vorderberg weggezogen sei. Auch Lina zeigt sich höchst verärgert beim Vorlesen solcher Auszüge. «Blödes Zeug», kommentiert sie unwirsch, und erzählt später, wie sie sich gefreut habe, als Sophie sie damals, in der Anfangszeit bei Gaucks, einmal besuchen kam.

Rechtsanwalt Wüst stützt sich in seinem Rekurs – abermals widerrechtlich – auf das ärztliche Gutachten aus Wil und wiederholt die Warnung von Psychiater Bieri, Lina nicht unter die Vormundschaft einer Person ihrer Verwandtschaft zu stellen, denn dies könne die Gesundheit der Mandantin gefährden. Dann bringt er erneut Maria Gauck ins Spiel und droht mit weiteren rechtlichen Schritten, falls die Vorderberger bei ihrem Entscheid bleiben sollten: «Dieses ärztliche Gutachten, das allein auf die Interessen der zu Bevormundenden abstellt, ist von der Vormundschaftsbehörde zu beachten. Werden die darin ausgesprochenen Empfehlungen missachtet, so liegt im Sinne von Art. 388 ZGB ganz eindeutig eine Gesetzesverletzung vor.» Er vergisst auch nicht, das Versagen des bisherigen Vormunds anzuprangern, das seiner Mandantin als Folge der verpassten Anmeldung bei der IV einen «gewaltigen Vermögensschaden» bescherte habe. Abschliessend schlägt er den Vorderberger Behörden mit einer Prise Süffisanz vor, den Fall doch den Zürchern zu übergeben. «In Zürich können die Interessen meiner Mandantin besser gewahrt werden als in Vorderberg, zu welchem Ort meine Mandantin keine Beziehung mehr hat.»

Die über vier Seiten angelegte Anfechtung des Rechtsanwalts ist mit einem handschriftlichen «Einverstanden» und der Unterschrift von Lina Zingg mitunterzeichnet. Lina allerdings, die in den für sie wichtigen Dingen ein gutes, ja manchmal phänomenales Gedächtnis hat, kann sich weder an diesen Streit um ihren Vormund noch an die Mandatierung des Rechtsanwalts mit ihrer Unterschrift erinnern. Dass dieser ein regelmässiger Gast des Hauses war, dem sie öfters aufzutischen hatte, das aber weiss sie genau.
In Vorderberg greift man die Anregung zur Fallübergabe erleichtert auf, Präsident Arnold Thür möchte die heisse Kartoffel nur zu gerne in andere Hände legen. Bereits 14 Tage später ist ein entsprechendes Schreiben an die Zürcher Sozialbehörden an der Walche unterwegs. Im Schreiben wird Lina als Mündel vorgestellt, als zuständige Vormundin Sophie Zundel genannt. Noch bevor die Zürcher auch nur den Eingang der Anfrage bestätigt haben, informiert der fleissige Vorderberger Ammann Thür bereits den aufsässigen Rechtsanwalt Wüst über den Falltransfer und hofft, die Sache sei für ihn damit vom Tisch. «In Beantwortung Ihres Antrags vom 26. Februar 1976 teilen wir Ihnen zu Ihrer gefl. Orientierung mit, dass dieser Fall von der Vormundschaftsbehörde der Stadt Zürich in nächster Zeit übernommen wird.»

An der Limmat reagiert man schnell. Die Zuständigen des Wohlfahrtsamts der Stadt Zürich holen sich aus dem Fürsorgeregister die spärlichen Informationen, die sie zu Lina Zingg finden, Name, Vorname, Nebenniederlassung mit Geburtsdatum, als Vormund steht dort auf der Karte ein anderer Name als im Vorderberger Schreiben, nämlich der vom früheren Beistand Schmetzer, und Lina wird als Hausangestellte angeführt. Die Zürcher Behörden bestätigen Arnold Thür zwar die Bereitschaft zur Übernahme des Falls, fordern aber vorgängig einen ordentlichen Überweisungsbeschluss samt abschliessendem Rechenschaftsbericht und Beschluss über die Entmündigung nach Art. 369 ZGB. Nun wird es für die Vorderberger Behörden eng. Denn Berichte, die nie geschrieben, und Verfahren, die nie eingeleitet wurden, kann man nicht dokumentieren.

Wie die Vorderberger sich letztlich aus der Affäre ziehen, ist nicht genau überliefert. Es finden sich in den Akten lediglich Hinweise auf mündliche Besprechungen der Zürcher Behörden mit dem Gemeindepräsidenten Thür und Beistand Schmetzer. Schwägerin Emma weiss von einer Vorladung der beiden nach Zürich, vor der sie Angst gehabt hätten, so hat man es sich im Dorf erzählt. Gleichzeitig werden die beiden Behördenvertreter auch nach St. Gallen zitiert, denn auch dort wird nach der von Werner losgeschickten Aufsichtsbeschwerde im Fall Lina Zingg ermittelt. Die St. Galler zeigen sich ob der Sachlage nicht sehr erfreut: «Anlässlich unserer Besprechung vom 11. Juni 1976 mit Herrn Gemeindeammann Thür stellte sich heraus, dass lediglich eine Vormundschaft gemäss Art. 285/368 ZGB bestanden hatte, welche mit der Volljährigkeit der Betreuten beendet war. Da von der Beendigung nie Kenntnis genommen und auch kein Schlussbericht eingefordert wurde, führte der Vormund sein Amt sporadisch und in sehr geringem Umfang weiter.» Die Betreute habe ihren Wohnsitz auch längstens nach Zürich verlegt, so hält man dort fest, und verlangt aus Vorderberg nun ebenfalls einen ordentlichen Schlussbericht mit entsprechender Abrechnung.

Das Übernahmeverfahren gerät vorübergehend ins Stocken. An der Walche in Zürich und am Oberen Graben in St. Gallen wartet man vergeblich auf die angeforderten Schlussberichte. Die Zürcher informieren inzwischen Rechtsanwalt Wüst, der seine Einsprache gegen die Wahl der Vormundin Zundel bereits bei ihnen deponiert hat, über den Stand des Übernahmeverfahrens. Nach drei Monaten Wartezeit mahnt das Justiz- und Polizeidepartement in Vorderberg die vereinbarten Schritte freundlich an: «Anlässlich der erwähnten Besprechung vertraten wir die Auffassung, es sei nachträglich beim Vormund ein Schlussbericht samt Abrechnung einzuholen und die Vormundschaftsbehörde Zürich zu ersuchen, die Vormundschaftsbedürftigkeit im Sinne von Art. 369 ZGB nachträglich abzuklären. Wir ersuchen Sie, uns über den Stand dieser Angelegenheit kurz zu orientieren.»

Die Behörden warten umsonst. Dic Vorderberger schicken einzig die Akten rund um die Einweisung Linas in die Klinik und zum anschliessenden Entmündigungsverfahren des Vaters nach Zürich. Oder zumindest die Dokumente, die sie dazu abgelegt haben. Die Zürcher nehmen das Übernahmeverfahren schliesslich auch ohne Schlussberichte wieder auf. In einem ersten Schritt schicken sie einen ihrer Leute zu Lina auf Besuch. Ein Herr Schmied, diesmal nur mit Name und nicht von Beruf, hat den Auftrag, Lina auf die Notwendigkeit einer Bevormundung hin abzuklären. Der Beamte studiert, wie in solchen Fällen üblich, vorgängig die Akte und meldet sich, auch dies eine ungeschriebene Order, für den Hausbesuch vorher an. Die später verfasste Aktennotiz zum «Besuch im Hause von Frau Kobelt zur Beobachtung von Lina Zingg in ihrer Umgebung» ist ein Musterbeispiel selektiver Wahrnehmung zur Bestätigung der eigenen Bilder im Kopf. Nur schon deshalb verdient sie, integral zitiert zu werden:

> Lina Zingg empfängt mich freundlich, korrekt und führt mich ins Haus. Sie hat ein anständiges Zimmer und ein Badezimmer zur Verfügung.

Gehalten wird sie wie eine Angehörige der Familie. Sie serviert den Kaffee sicher, aber langsam. Ein Zettel mit einer Liste zum Einkaufen überprüft sie, stellt Fragen und findet heraus, dass das Geld, das sie zur Verfügung hat, wahrscheinlich nicht ausreicht. Nach einigen Minuten der Schüchternheit ist mit ihr ein offenes Gespräch möglich. Es fällt auf, dass sie sprachlich recht gut formuliert. Sie weiss, dass sie langsam arbeiten, nur eine Arbeit nach der andern mit vorausgehender Erklärung ausführen kann. Sie weiss, dass sie nicht unterscheiden kann, wenn sie beeinflusst wird und fürchtet sich deshalb vor Gesprächen mit ihrem Bruder Werner und ihrer Schwägerin, weil sie den auf sie ausgeübten Druck nicht aushalten kann. Sie will auf Grund der unangenehmen Erfahrungen in ihrer Jugend nicht mehr mit ihren Verwandten verkehren und wünscht deshalb den Schutz durch einen Vormund. Sie erkennt ganz eindeutig, dass sie geistesschwach ist und deshalb eine Fürsorge und Unterstützung braucht. Die Aufgabe eines Vormundes, für sie zu entscheiden, ihr Einkommen und Vermögen zu verwalten, erfasst sie nach Fragen und Erklärungen. Sie schaut immer wieder Frau Kobelt an, um durch ihren Blick oder ein Wort die Bestätigung zu erhalten, dass sie recht Auskunft erteile. Sie erzählt auch, dass sie erregt werde, wenn sie mit Problemen belastet sei und dann längere Zeit ihre Arbeit nicht mehr gut ausführe oder dass sie sich ungebührlich benehme oder aufspiele. Man erkennt, dass Lina Zingg zu Frau Kobelt ein sehr grosses Vertrauen hat und sich wie eine Tochter fühlt. Ebenso merkt man, dass Frau Kobelt Lina Zingg über die Grenzen ihrer geistigen Fähigkeiten und ihre anderen psychischen Schwächen aufgeklärt und sie sprachlich gefördert hat. Frau Kobelt übernimmt Kosten, zu denen sie nicht verpflichtet wäre und bietet ihr trotz der geringen Leistungsfähigkeit viel. Im

Ferienhaus im Tessin steht Lina Zingg eine eigene kleine Wohnung zur Verfügung. Sie nimmt auch an den Anlässen und anderen Vergnügen der Familie teil.
Es ist ganz eindeutig, dass der Vorwurf der Verwandten, sie werde ausgenützt, ganz unhaltbar ist. Dieser entspringt dem Wunsche, Lina Zingg als unbezahlte Arbeitskraft zu erhalten, ohne zu erkennen, wie begrenzt die Leistungsfähigkeit ist.
Lina Zingg hat Glück, dass sie in dieser Familie mit viel psychologischem und pädagogischem Geschick gefördert und auf dem heutigen Stand gehalten werden konnte. Die Verwandten müssen ausgeschaltet werden, damit Lina Zingg nicht gefährdet wird.

Schmied

Auffällig in dieser Aktennotiz ist die differenzierte Selbstreflexion, mit der Lina sich vor dem unbekannten Mann präsentiert, und ihre kritischen Selbstbezichtigungen – für eine sogenannt Schwachsinnige eine erstaunliche Leistung. Das Redetraining ihrer Meisterin ist dabei nicht zu überhören, ebenso wie bei den Auskünften Linas zu ihrer Herkunftsfamilie. Dem fremden Besucher fällt zwar Linas sprachliches Geschick auf, und er bemerkt, dass sie wider Erwarten auch rechnen kann, dennoch füllt er seine Beobachtungen in das durch die Vorstudien und das Vorgespräch bereits ausgelegte Deutungsmuster. Gerade so, wie Kinder es in ihren Kopiermalbüchern machen, Farbe um Farbe, Feld um Feld, getreulich den Vorgaben auf der Seite nebenan. Und selbst die Beobachtung von Linas suchendem Blick nach Zustimmung ihrer Herrin macht den Beamten nicht weiter misstrauisch. Zielsicher landet er im erwarteten Fazit: Lina braucht einen Vormund, vor allem, um vor ihren Verwandten beschützt zu werden, und sie sieht dies selbst auch ein.

In Zürich macht man nun vorwärts mit der anvisierten Entmündigung. Nur ist dies juristisch nicht ganz so einfach, da Lina ja längst volljährig ist. Eine Möglichkeit bietet Art. 372 ZGB, der eine *Entmündigung auf eigenes Begehren* regelt. Dieser Paragraf ist eine kleine schweizerische Besonderheit und wurde erst kürzlich, bei der Revision des Kinder- und Erwachsenenschutzgesetzes, in dieser alten Form aufgelöst. Er ermöglichte die Bevormundung einer an sich mündigen Person, und zwar dann, wenn diese darlegen konnte, dass sie infolge von Altersschwäche oder anderen Gebrechen oder von Unerfahrenheit ihre Angelegenheit nicht selbst zu versorgen vermochte. Der Paragraf hat den Juristen einiges an Auslegungskunst abverlangt. Problemlos anzuwenden war der Paragraf in der Kategorie der Unerfahrenen, da dachte man vor allem an minderjährige Frauen, die durch eine frühzeitige Heirat mündig wurden, obwohl sie für die Verwaltung allfälliger Güter nicht als reif genug eingeschätzt wurden. Ihnen stellte man einen Vermögensverwalter als Beistand zur Seite. Auch bei der Altersschwäche war die Sachlage in etwa klar, hier war die Entmündigung auf eigenes Begehren so etwas wie ein Vorläufer des heutigen Vorsorgeauftrags. Heikler wurde der Paragraf bei der Anwendung auf die sogenannt anderen Gebrechen, etwa bei Geisteskrankheit oder bei Schwachsinn. Da sah sich die Justiz von einem Paradox herausgefordert, einer Paragrafenknacknuss sozusagen, an der sich etliche Juristen mit akademischen Abhandlungen und Dissertationen die Zähne ausbissen, vergleichbar etwa mit der logischen Artistik der Scholastiker bei ihren berühmten Gottesbeweisen. Denn wie soll jemand in seiner Selbstanalyse zur Erkenntnis kommen, dass er kognitiv und intellektuell unfähig ist, wenn sein Urteilsvermögen so stark eingeschränkt ist, dass er seine eigenen Alltagsdinge nicht regeln kann? Das Gesetz hält als Erstes in aller Strenge fest, dass der Akt der Entmündigung eines Erwachsenen die höchsten Persönlichkeitsrechte tangiert und ein solcher Schritt deshalb nur auf eigenen Antrag hin möglich sein soll, und nicht etwa über eine Vertretung durch Dritte. Und weiter steht geschrieben, dass, da sich ja nun kaum einer aus eigenem Antrieb entmündigen lässt, es der Behörde erlaubt sein soll, einen Anstoss dazu zu geben, allerdings, so schränkt der Paragraf gleich wieder ein, nur als Vorschlag, es darf kein äusserer Sachzwang die Person beeinflussen. Sie muss frei zwischen verschiedenen vormundschaftlichen Massnahmen wählen können und kann auch Nein sagen, darf also auf den sogenannten Schutz durch einen Vormund auch gänzlich verzichten. Im Gesetz wird das Recht auf Selbstbestimmung am meisten gewichtet, das war für die Vormundschaft bei einer geplanten Entmündigung ein unbequemes Hindernis. Jedoch fand man mit juristischen Winkelzügen und trickreicher Autorität stets Mittel und Wege, eine Entmündigung dennoch durchzusetzen.[10]

Der Fürsorgerische Freiheitsentzug (FFE) hat in der Schweiz eine lange und düstere Geschichte. Bis zur Revision 2012 galten die Gesetze von 1912, nur geringfügig verändert und kantonal ausgestaltet, und diese ermöglichten – nebst den Kindswegnahmen – Tausende von Entmündigungen auch von Erwachsenen. Das Recht auf Selbstbestimmung wurde dabei oft mit Füssen getreten. Dies führte unter anderem dazu, dass die Schweiz auch noch zu Beginn des 21. Jahrhunderts einen europäischen Spitzenplatz besetzte, wenn es um die Frage der Häufigkeit von Zwangseinweisungen in die Psychiatrie ging.

Bei der geplanten Entmündigung Linas erfüllt die Zürcher Behörde also einfach ihre gesetzliche Pflicht, wenn sie versucht, ihr künftiges Mündel möglichst genau über die vormundschaftlichen Massnahmen und deren Wirkungen zu orientieren. Und umgekehrt herauszufinden, ob Lina überhaupt verstanden hat, worum es bei der ganzen Sache geht. Die zitierte Aktennotiz des Herrn Schmied dokumentiert einen Teil dieser Vorarbeit.

Nebst Linas eigener Einsicht in das Geschehen braucht man für das Verfahren ein neues ärztliches Gutachten; das kürzlich im Rahmen des IV-Verfahrens erstellte ist bereits über ein Jahr alt und wird vom Zürcher

Bezirksrat nicht anerkannt. Herr Schmied schreibt einen entsprechenden Antrag nach Wil und bittet gleichzeitig um eine abschliessende Klärung, ob Lina das Wesen einer Vormundschaft wirklich begriffen hat. «Wie ich festgestellt habe, lösen Besprechungen mit ihr fremden Leuten und in ungewohnten Räumen bei Lina Zingg Angstgefühle aus. Ich würde es deshalb begrüssen, wenn Sie bereit wären, nach einer ambulanten Nachuntersuchung ein auf den heutigen Geisteszustand von Lina Zingg ergänztes Gutachten zu erstatten. [...] Lina Zingg brachte klar zum Ausdruck, dass sie eine Hilfe nötig habe, hauptsächlich bezogen gegen die Einmischung ihrer Verwandten; ob sie aber die Stellung eines Vormundes begriffen hat, kann ich nicht beurteilen. Ich möchte sie deshalb bitten, auch die Möglichkeit einer Vormundschaft auf eigenes Begehren nach Art. 372 ZGB abzuklären.»

Und so reist Lina am 10. Februar 1977 einmal mehr nach Wil, um sich von den Ärzten ihre Geistesschwäche und Geisteskrankheit bestätigen zu lassen. Begleitet wird sie wie immer von ihrer Herrin, die in den Akten der Zürcher Behörden inzwischen als Pflegemutter aufgeführt wird. Neue medizinische Abklärungen werden keine gemacht. Das Gutachten, wiederum von Dr. Bieri ausgestellt und von einem Kollegen mitunterschrieben, attestiert Lina einen konstant guten körperlichen und psychischen Zustand und kopiert dann über weite Strecken, was bereits vor anderthalb Jahren geschrieben wurde. In den anamnestischen Angaben setzt der Psychiater jedoch ein paar zusätzliche Akzente. Die Vorderberger Behörde wird in ihrer Schlamperei entlastet, die Herkunftsfamilie noch stärker in die Rolle des Sündenbocks gerückt: «[...] Das frühere Desinteresse der Herkunftsfamilie, die gute Betreuung durch den Wohn- und Arbeitsplatz, dürfte dann auch der Grund gewesen sein, dass die Umwandlung der 368er-Vormundschaft in eine solche nach Art. 369 ZGB beim Erreichen der Volljährigkeit nicht erfolgte. Das Waisenamt Vorderberg glaubte sich zwar noch zuständig, doch fehlte die formaljuristische Grundlage [...] Aktuell wurde die rechtliche Seite erst, als die Ursprungsfamilie von Lina Zingg 1975 ein Dienstmädchen haben sollte und Fräulein Zingg deswegen massiv unter Druck setzte, nach Hause zu kommen. Die betreuende Familie setzte sich gegen diese Absicht zur Wehr, sicher weit weniger im eigenen Interesse als im Sinne der Interessenvertretung für Lina Zingg.»

Die Ärzte bestätigen im Folgenden die Notwendigkeit einer Entmündigung, als Begründung wird weiterhin die Geistesschwäche genannt, die Geisteskrankheit jedoch wandelt sich in einen «leichten Defektzustand» und wird in der abschliessenden Argumentation sogar in Klammer gesetzt. Diese Abschwächung der ursprünglichen Diagnose bleibt allerdings folgenlos und wird in der künftigen Fallbearbeitung auch stets überlesen. Die eigentliche Begründung der Bevormundung leiten die Ärzte aus den praktischen Folgen in Linas Alltag ab. Dabei stützen sie sich ausschliesslich auf Maria Kobelts Aussagen. Diese vergisst natürlich nicht, immer mal wieder, so nebenbei, an den ursprünglichen Grund von Linas Versorgung zu erinnern und von Linas Schwäche für Männer zu erzählen, davon, dass sie ein bisschen triebhaft und mannstoll sei. Die Ärzte übernehmen Kobelts Darstellung in fast identischem Wortlaut zum früheren Bericht. «Lina Zingg ist leicht irritierbar, z. B. durch einen Brief oder Besuch, einen Ausgang mit Männerkontakt oder andere kleine Vorkommnisse. Sie ist dann für Tage bis Wochen für nichts mehr recht zu gebrauchen, durcheinander, verstimmt, unkonzentriert, unzuverlässig, auch einmal störrisch [...] sie hat sich in ihrer Lebensweise, soweit es ihr möglich war, angepasst. Sie überschätzt dabei ihre Möglichkeiten, spielt sich gelegentlich als Assistentin ihrer Chefin auf, worin man sie gewähren lässt, solange sie es nicht übertreibt [...] Wir versprechen uns von der Bevormundung insbesondere einen Schutz vor neuen Exazerbationen der Geisteskrankheit, einen Schutz vor anderen psychischen Störungen sowie die Verhinderung von Verwahrlosung (Freizeit, Männer, Geld, Hygiene usw.).»

Dr. Bieri bestätigt auch die erhoffte Einsicht Linas in die Notwendigkeit ihrer eigenen Bevormundung. Und er sichert mit seiner Empfehlung, die Entmündigung über Art. 372 abzuwickeln, seinem Kollegenstand gleich noch ein lebenslängliches Mitspracherecht für den Fall, dass die Bevormundung jemals infrage gestellt werden sollte: «Bezüglich der Frage ihrer Schutzbedürftigkeit ist sie soweit urteilsfähig, dass sie gemäss Art. 372 ZGB das Begehren nach einem Vormund stellen könnte. [...] Lina Zingg sieht ihre Schutzbedürftigkeit, sie würde unterschreiben und ausreichend wissen, was sie unterschreibt. Eine Entmündigung nach Art. 372 ZGB hätte jedoch ebenfalls Sinn und Bedeutung einer solchen nach Art. 369 ZGB, d.h. sie sollte auf eigenes Begehren nicht aufgehoben werden können (auch in dieser Richtung könnte die Explorandin von dritter Seite beeinflusst werden), ohne dass ein Psychiater dazu angehört würde.»

Bezeichnenderweise wird in diesem ganzen Entmündigungsverfahren nie geprüft, ob man für Lina nicht statt der vollständigen Bevormundung nur eine einfache Beistandschaft errichten könnte. Weder die Zürcher Behörden noch die um Linas Zukunft scheinbar so besorgten Wiler Ärzte ziehen irgendwann in Betracht, ihr mit Art. 393 einfach einen Vermögensverwalter zur Seite zu stellen oder über Art. 392 eine Beistandschaft für gewisse eingeschränkte Geschäfte zu errichten. Beides wäre in Linas Fall weit naheliegender gewesen als eine vollumfängliche Vormundschaft, denn Lina hat ja weder Fremde noch sich selbst je geschädigt, ist weder straffällig geworden noch verschwendungs- oder trunksüchtig. Und sie gehört auch nicht zu den berüchtigten HwG-Fällen, Frauen also mit *H*äufig *w*echselndem *G*eschlechtsverkehr, die ebenfalls unter vormundschaftliche Kontrolle gesetzt wurden. Doch Lina wird bekanntlich, wenn auch unausgesprochen, als potenzieller HwG-Fall gehandelt, und so bleibt ihre Bevormundung aus Behördensicht der effizienteste und einfachste Weg der Kontrolle. Niemand kann sich nachher noch in den Fall einmischen, und die Verwandten sind

endlich, trotz laufendem Beschwerdeverfahren, definitiv ausgeschaltet.
Mit dem Gutachten aus Wil wird die Bevormundung zur beschlossenen Sache. Zu klären bleibt nur mehr, wer nun Linas Vormund werden soll. Die Zürcher Behörden haben die Frage ja als Konflikt auf ihrem Tisch liegen, es gibt den Antrag aus Vorderberg, die Beschwerde von Rechtsanwalt Wüst und die Empfehlung der Wiler Psychiater. Doch die Behörden der Stadt Zürich mögen sich in den Händel gar nicht einlassen und entscheiden sich für ihr eigenes Modell. «Wir werden im Einverständnis mit Frau Kobelt eine neutrale Person als Vormund ernennen, damit zum voraus jede Konstruktion einer Interessenkollision zwischen Vormund und Arbeitgeberin, oder richtig gesagt Pflegemutter, durch die hartnäckige Verwandtschaft ausgeschaltet ist», schreiben die Zürcher nach Wil.
Die Amtsvormundschaft als Behördenmodell kennt man in der Limmatstadt bereits seit Beginn des 20. Jahrhunderts. Sie entstand als Antwort auf die zunehmende Not, nicht genügend geeignete Bürger für die Annahme einer Vormundschaft zu finden, trotz der verordneten Bürgerpflicht, grundsätzlich bei Anfrage eine solche *Vogt- oder Kuratorenstelle* übernehmen zu müssen. Der Mangel hatte verschiedene Ursachen. Die Frauen, und mit ihnen die Hälfte der erwachsenen Bevölkerung, schieden als nur teilmündige Bürgerinnen für Vormundschaftsmandate von vornherein aus. Doch der grosse Engpass entstand durch die rasant wachsende Zahl der Fälle, ausgelöst durch die Bevölkerungsbewegungen als Folge der Industrialisierung. Immer mehr Menschen drängten um die Jahrhundertwende in die Städte, auf der Suche nach Arbeit und etwas Lebensglück. Und viele von ihnen blieben als Gestrandete dort hängen. Arbeitslose, Verarmte oder Vagabundierende, uneheliche Mütter mit ihren Kindern – im Bauch oder auf dem Arm –, zugezogene Ausländer, sie alle suchten in der Anonymität der Städte Schutz und Unterstützung. Die ehrenamtlich organisierte Vormundschaft war von diesem Wachstum überfordert, und so entschied man sich 1908 in

Zürich, zu einem professionelleren System zu wechseln. Man führte in Ergänzung zu privaten Mandaten die Amtsvormundschaft als Vollamt ein. Ein Amtsvormund hatte ein beachtliches Pflichtenheft: die Sorge für die geistige und körperliche Pflege seiner Mündel, die Verantwortung für Finanzen und Buchführung, das Erteilen von Rechtsauskünften und Beratungen. Nach der Einführung des Zivilgesetzbuches von 1912 mit seinen neuen Regelungen zur Fremdplatzierung von Kindern wuchs der Aufgabenberg noch weiter an, ein Vormund war nun auch noch für die Versorgung und Platzierung von Hunderten von Kindern zuständig.[11]
Ein halbes Jahrhundert später, in den 1970er-Jahren, als Lina nach Zürich kommt, hat ein Amtsvormund mit seinen angehend 200 Mandaten noch immer eine beachtliche Anzahl von Bedürftigen zu betreuen. Unterstützt wird er in seiner Arbeit von einem Sozialarbeiter und einer Mitarbeitenden in der Kanzlei. Eine Ausbildung für das anspruchsvolle Amt gibt es nicht. Man bevorzugt Quereinsteiger mit einer bestimmten Lebenserfahrung, nicht selten Lehrer, Polizisten oder Geschäftsführer, Männer halt, die mit einer natürlichen Autorität überzeugen, die den Zwischenfällen im Leben und den dazwischen Gefallenen ein verständiges Ohr und eine ruhige Stirn zu bieten vermögen und die einen Sinn für juristisches Denken mitbringen, sodass sie sich die fürsorgerischen Gesetze in nützlicher Frist anzueignen und damit zu hantieren wissen.
Im Falle von Lina Zingg ermöglicht die Amtsvormundschaft den Zürchern so etwas wie eine salomonische Lösung im Vormundschaftskonflikt, der ihnen da in die Amtsstube geflattert ist. Man kann damit die Verwandte Sophie Zundel elegant ausschalten und gleichzeitig der offenbar so engagierten Maria Kobelt entgegenkommen, ohne sie gleich selbst zur Vormundin zu machen. Ihr Vorschlag findet nun auch beim stellvertretenden Chefarzt Bieri in Wil seine Zustimmung. «Statt neue Angriffe wegen Interessenkollision zu riskieren, wird die Vormundschaft besser einem neutralen Vormund übertragen. Es kann in diesem Fall ohne weiteres ein viel beschäftigter Amtsvormund sein, da seine Aufgabe

auf absehbare Zeit klein sein wird», schreibt er in seinem Gutachten.
Nun geht die Entmündigung zügig voran. Lina wird noch einmal zu einer waisenamtlichen Anhörung vorgeladen, zu der sie zusammen mit Maria Kobelt erscheint und wo sie ein in fremder Handschrift bereits vorbereitetes Einverständnis zu ihrer Entmündigung zu unterzeichnen hat. «Ich bin mit der Ernennung eines Amtsvormundes einverstanden.» Jene Lina, die hier ihren Namen unter ein Dokument der Selbstentrechtung setzt, ist längst nicht mehr die kräftige und schöne Bauerntochter, die dereinst – wie in der ärztlichen Aktennotiz verbürgt – *so sehr die Aufhebung der Bevormundung wünschte* und die am liebsten Taxifahrerin geworden wäre, wie sie später, nach ihrer Befreiung, einmal verrät, sondern da kritzelt ein stets dünner werdender Schatten ihrer selbst den Namen als Amen unter den Text.

Einer der Gründe, die Lina so dramatisch aus sich selbst verschwinden lassen, ist Simon, der neue Mann im Haus. Er wird zwar nicht etwa seinerseits sexuell übergriffig wie sein Vorgänger, im Gegenteil, er ekelt sich vor Lina und lässt sie dies auch wissen. Aber er entpuppt sich als schwierige Natur. Er leidet an Zwängen und Ängsten, an seiner latenten Bisexualität, wird schnell zum unberechenbaren Hypochonder, ist psychisch vollkommen von seiner Gattin abhängig. Er will es ihr im gemeinsamen Leben in allem recht und sich selbst erträglich machen. Er sucht Bestätigung in seinen beiden Rollen als Sekretär, der die Finanzen in Ordnung hält, und als Führer des Haushalts, der mit seinem esoterischen Wissen und den Innovationen dafür sorgt, dass die Allergien, unter denen inzwischen auch seine Maria leidet, nicht weiter grassieren. Er will sich unentbehrlich machen. Seine Theorien wechseln wie die Saisongemüse, konstant bleibt einzig, dass alles immer noch dichter geregelt, noch enger geordnet sein muss.
Lina mit ihrer über die Jahre gefestigten Haushaltskompetenz hat es in einem solchen Haus zunehmend

schwer. Sie muss dauernd umlernen, verliert ihr Können und Wissen, wird mehr und mehr zur Hilfskraft, die ständig zu fragen hat, was sie denn tun darf und soll und was nicht. Selbst der flinke Griff zu Kartoffel und Sparschäler ist nicht mehr ungefragt erlaubt. Der Einzug des Pendels als Haushaltshilfe macht alles noch komplizierter. Jedes Wässerchen und Körnchen wird zuerst von Simon ausgependelt, jeder Vorgang autorisiert, jedes Gemüse verlangt sein eigenes Schälchen. Das alles gibt unendlich viel mehr zu rüsten, zu putzen und abzuwaschen als früher, die dienenden Hände von Lina sind nach wie vor gefragt. Doch die esoterisch austarierte Zubereitung eines Mahls ersetzt nun das frühere Lob der Gäste für die stolze Köchin. Lina wird im Hause Kobelt zunehmend infantilisiert und ihr Selbstverständnis als Hausfrau löst sich in Luft auf.
Um aber Linas depressive Resignation und ihren zunehmend emotionslosen Rückzug in ihrer ganzen Dramatik zu verstehen, braucht es den Blick in die Psychologie des Traumas. Die Forschung hat in den letzten Jahren zentrale Erkenntnisse zur Entstehung und zu den Folgen traumatischer Erfahrungen geliefert. Menschen in existenziellen Bedrohungssituationen – und so werden auch Traumata erlebt –, aus denen es keinen Ausweg gibt, weder mit Kampf noch mit Flucht, versuchen sich selbst oder, genauer, ihr eigenes Selbst zu retten, indem sie einfrieren und erstarren. So wird gleichzeitig das Unerträgliche, das ihnen geschieht, weggedrückt, abgespalten, fragmentiert, aufgesplittert, wie beim Blick in einen zerborstenen Spiegel. Dies geschieht den Betroffenen, ein neurologisch gesteuertes Notprogramm des Körpers, um das Grauenhafte überhaupt auszuhalten und dabei nicht verrückt zu werden. In diesen psychologischen Koordinaten muss man sich auch Linas Martyrium vorstellen. Sie lebt zum Zeitpunkt ihrer Bevormundung seit angehend 20 Jahren in einer sozialen Isolation, hat 15 Jahre sexuellen Missbrauchs überlebt, wird dafür regelmässig als Hure gescholten, man entfremdet sie von ihren Kompetenzen, sie wird manchmal mit körperlichen Strafen gemassregelt und ständig mit psychologischem Druck

erpresst, man droht ihr mit Einweisung in die angstbesetzte Klinik oder mit der ebenso gefürchteten Polizei. Eine wie sie will niemand haben, so lautet das repetitive Feedback, mit dem ihre Herrin sie spiegelt und vernichtet. Ausserdem hat Lina keine andere Welt, keine Freizeit, die sie nach draussen führt, es gibt kein Leben ausserhalb, sie lebt in einem totalitären System von täglicher Gewalt. Lina reagiert in dieser permanent traumatisierenden Erfahrung mit *Freeze* und *Fragmentierung,* wie die Fachsprache es formuliert, also mit erstarrter Lähmung einerseits und Abspaltung der Erfahrung andererseits. Und da Lina bekanntlich über keine stärkenden Ressourcen aus ihrer Kindheit verfügt, sondern schon damals traumatisiert und alleingelassen wurde, muss ihre emotionslose Unterwerfung, die künftig noch viel kälter und schemenartig werden wird, im mehrfachen Sinne als Ausdruck traumatischer und posttraumatischer Belastungen gelesen werden. Ihre einzige Rettung ist die radikale Stilllegung ihrer selbst.[12]
Parallel zu diesen Prozessen verändert Lina auch ihr Äusseres. Die kräftig farbigen Blusen und Hosen der einst jungen Frau werden durch Röckchen und Rüschenhemden oder fade Pullover ersetzt, die Farben zunehmend blasser, sie wirkt kraftlos und ungepflegt. Ausserdem verliert Lina beständig an Gewicht und damit auch ihre rundliche Weiblichkeit. Legt man alle diese Bilder der Entwicklung Linas vor sich aus, fügt sich ihre Entmündigung auf eigenes Begehren als Akt der Selbstauslöschung passgenau ein.

Im Anschluss an die amtliche Vorladung und Linas Zustimmung geht nun alles sehr schnell. Nach Prüfung aller Auflagen und Akten stimmt der Bezirksrat Zürich am 14. Juli 1977 dem Antrag auf Entmündigung zu. Der Verlust ihrer bürgerlichen Rechte fällt – so will es die Ironie der Geschichte – just auf jenen Tag, an dem die Franzosen, stellvertretend für die westliche Welt, den Marsch auf die Bastille und den revolutionären Aufbruch zur Etablierung der Menschenrechte feiern. Der Entscheid zur Bevormundung wird sofort den zustän-

digen Stellen in Zürich und Vorderberg zugestellt und in den beiden Amtsblättern publiziert. Informiert wird auch der neu ernannte Vormund Edwin Gmür. Und selbstverständlich die Pflegemutter Kobelt. Sie bekommt das Schreiben im Doppel, eines davon soll Lina, die Entmündigte, unterzeichnen und zurückschicken. Damit wird also eine letzte Unterschrift von ihr verlangt, mit der sie sich einverstanden erklären soll, dass sie fortan auf das Recht zu unterschreiben verzichtet. Der Schlussakt eines juristischen Kammerspiels, die Pirouette im bizarren Tanz einer behördlichen Paradoxie. Nicht bedient mit der Information werden Werner und Emma Zingg, die seit mehr als einem Jahr auf eine Antwort auf ihre Beschwerde warten. Immerhin müssen sie den Entscheid nicht aus dem St. Galler Amtsblatt erfahren, wo die Entmündigung, wie es das Recht vorschreibt, publiziert wird. Denn einige Tage vorher findet sich endlich der Antwortbrief aus St. Gallen in ihrer Post. Eine Abschreibungsverfügung aus dem Justizdepartement des Kantons. Die Ermittlungen hätten ergeben, so lesen die Zinggs im Schreiben, dass die früher für Lina geführte Vormundschaft mit der Volljährigkeit des Mündels erloschen sei. Da Lina ihren Wohnsitz inzwischen nach Zürich verlegt habe, habe man nun dort, auf Antrag des Waisenamtes Vorderberg, einen Vormund bestellt. «Da einerseits ein anfälliges Versäumnis des Waisenamtes Vorderberg behoben ist und andererseits die vormundschaftlichen Behörden des Kantons St. Gallen nicht mehr zuständig sind, schreiben wir Ihre Beschwerde im Sinne von Art. 57 des Verwaltungsrechtspflegegesetzes (sGS 951.1) und Art. 1 Abs. 4 des Regierungsratsbeschlusses über die Übertragung von Befugnissen auf die Departemente vom 15. November 1966 (sGS 141.31) ab.»
Damit ist für den Regierungsrat des Kantons St. Gallen die Sache erledigt, und es bleibt ihm nur mehr, mit vorzüglicher Hochachtung zu grüssen.

VI

Lina,
die Schutzbefohlene

Linas Alltag wird in den nächsten Jahren hart. Dass die Jugend in der Stadt demonstriert und ihren Ruf nach bezahlbaren Wohnungen skandiert, dass *Züri brännt* und die Wasserwerfer auffahren oder dass später ein Teil dieser Jugendlichen stirbt, vor aller Augen, im *Needle Park* beim Platzspitz, im nahen Lettenbad, das alles bekommt die Hausangestellte nicht mit. Sie ist mit ihrem eigenen Überleben beschäftigt. Der Aktionsradius im esoterisch ausgerichteten Dienstort wird für sie immer kleiner, die Geduld ihrer Herrschaften auch. Die Fragen, was sie tun soll und was nicht und ob es denn auch richtig sei, geraten zunehmend zu Schicksalsfragen. Unterläuft der Dienstmagd ein Missgeschick, sei es eine falsche Handreichung, ein zerbrochenes Glas, gibt es neuerdings Schläge von der Herrin. Ohrfeigen. Aber auch Faustschläge, mit beringter Hand. Und es wird an ihren Haaren gerissen, kräftig, mit beiden Händen, sodass Lina über Stunden an Kopfschmerzen leidet und nachts nicht schlafen kann. Ehemann Simon schaut zu und schweigt. Er spricht mit Lina, wenn überhaupt, nur im Befehlston. Oder ängstigt sie mit Horrorgeschichten über Gesundheitsschäden, zum Beispiel, wenn sie angeblich zu grosszügig mit Putzmitteln umspringt beim Reinigen der Fenster.

Auch der fremde Herr Gmür, der nun ihr Vormund ist, kann ihr nicht helfen. Sie sieht ihn ein oder zwei Mal im Jahr, einen freundlichen Herrn, der ihr aufmunternd zuredet, der aber vor allem ihrer Herrin blindlings vertraut. Und schnell überzeugt ist, dass Lina Zingg mit ihrem guten Pflegeplatz besonders begünstigt wurde vom Glück.

Zuallererst kümmert er sich ordnungsgemäss um die finanziellen Interessen seines Schützlings. Im bezirksrätlichen Beschluss seines Auftrags wird gefordert, innerhalb von 14 Tagen Linas Vermögenswerte in die «Schirmlade der Vormundschaftsbehörde» einzuliefern und eine Abrechnung über den Geldverkehr des Mündels vorzulegen. Das an sich übliche Verfahren bei der Übernahme einer Vormundschaft sollte sich hier als Knacknuss erweisen. Vormund Gmür findet zwar bald einmal heraus, dass sein Mündel weder eine Lebensversicherung noch Schulden hat, dass kein Testament vorliegt, dass Lina eine halbe IV-Rente von 405 Franken bezieht und dass mittlerweile beim Sparverein Biene in Vorderberg und auf der dortigen Raiffeisenkasse auf ihren Namen insgesamt 25 910.15 Franken angespart sind. Jedoch die behördlich eingeforderte Abrechnung dieser Geldflüsse mit Zins und Zinseszinsen bleibt aus, genauso wie die angemahnte Information zur Erbteilung nach dem Hinschied der Mutter vor vielen Jahren. Nach einem halben Jahr Wartezeit schreibt Edwin Gmür dem Gemeindeammann von Vorderberg eine Mahnung, erlaubt sich dabei gar einen kleinen ironischen Seitenhieb.

Sehr geehrter Herr Gemeindeammann,

hierbei nehme ich Bezug auf die Besprechung vom 9.11.77 in Ihrem prachtvollen Gemeindehaus. Auf Ihre Veranlassung übergab ich Ihnen das alte Sparbuch «Biene», damit Sie anhand der Saldobeträge Rekonstruktionen über den seinerzeitigen Geldverkehr erstellen könnten. Insbesondere erklärten Sie, mir über die nach dem Todesfall von Mutter Zingg gehandhabte Erbteilung Bericht zu erstatten.
Bis heute habe ich leider von Ihnen keine Antwort erhalten. Ich bitte Sie deshalb so dringend wie höflich, mir diesen Bericht umgehend zusammen mit dem alten Sparbuch «Biene» zuzustellen.
Gleichzeitig ersuche ich Sie, von der Vormundschaft über Lina Zingg im Schätzungskataster für landwirtschaftliche Grundstücke der Gemeinde Vorderberg Vormerk zu nehmen.

Mit freundlichen Grüssen

Amtsvormund Zürich

In seinem ersten Rechenschaftsbericht muss er seinen angestauten Unmut dann nicht weiter kaschieren: «Ich habe noch selten gesehen, dass in einer Gemeinde so gewurstelt werden kann wie hier. Um die Vormundschaft bzw. ihr Vermögen endlich in den Griff zu bekommen, musste ich wiederholt mit den Chefbeamten dieser Gemeinde zusammenkommen. Die technischen Einrichtungen dieser Gemeindeverwaltung dürften mit Neid beachtet werden, ihre Geschäftsführung steht aber in auffallendem Gegensatz dazu. [...] Rechenschaftsberichte und Abrechnungen dagegen liegen keine vor [...] Der kleine Landwirtschaftsbetrieb ihres [Linas] Vaters in der Gemeinde Vorderberg wird von ihrem Halbbruder betrieben. Weil mir die Verhältnisse in dieser Gemeinde nicht als zuverlässig erscheinen, verlangte ich Vormerknahme von Lina Zingg im Schätzungskataster für landwirtschaftliche Grundstücke der Gemeinde Vorderberg. Dieser Eintrag wurde mit Zuschrift vom 29.3.78 bestätigt.»
Damit sichert der neue Vormund als Linas Finanzverwalter ab, dass Lina beim allfälligen Tod ihres Vaters erbrechtlich nicht vergessen geht. Weiter soll Edwin Gmür einen allfälligen Schadenersatz für den Ausfall der IV-Renten klären, dies im Zusammenhang mit der offensichtlich verspäteten Anmeldung seiner Schutzbefohlenen. Eine Klärung, die er im Handumdrehen und ohne mühsame Korrespondenz erledigt, «Schadenersatzansprüche sind keine zu stellen, weil kein effektiver Schaden vorliegt», schreibt er lapidar, schliesslich, so wohl seine Überlegung, hat Lina ja stets gearbeitet, dafür sogar ein bisschen Lohn bezogen und war bei den Gaucks stets bestens aufgehoben.

In diesen ersten Jahren unter neuem behördlichem Schutz gibt es eine weitere Wende in Lina Zinggs Leben. Man entdeckt bei ihr eine folgenschwere Krankheit. Frau Dr. Höchli, die Hausärztin der Kobelts, eine enge Freundin der Hausherrin, ihrerseits ebenfalls der Esoterik zugeneigt, hat Lina untersucht und eine schwere Diabetes mellitus festgestellt. Wann genau die Ärztin ohne Doktortitel, die in Zürich Unterstrass in eigener Praxis praktiziert, bei Lina diese Diagnose stellt, ist nicht genau auszumachen. In den behördlichen Akten wird die Krankheit erst sehr viel später erwähnt. Aber es muss bereits damals gewesen sein, vermutet Lina. Der Befund war einfach plötzlich da, erzählt sie, ohne irgendwelche Beschwerden ihrerseits. Und ein Blick in die Krankenakte bestätigt, dass auch bei früheren Untersuchungen in der Klinik nie entsprechende Hinweise oder verdächtige Symptome festgehalten worden waren. Die bedrohliche Diagnose wird von *der Höch,* wie Lina die Ärztin mit Verachtung nennt, in den nächsten Jahrzehnten immer wieder neu bestätigt. Ein kurzer Stich in Linas Finger und eine Blutprobe genügen.

Tochter Magda, das jüngste der bereits in alle Welt zersprengten Gauck-Kinder, erinnert sich lebhaft an diese Hausärztin. Und an deren Hörigkeit im Umgang mit Mama. Auch Nina Höchli hatte nämlich als Patientin zu ihr gefunden. Ein Opfer häuslicher Gewalt. Maria Kobelt hatte die Professorengattin hilfreich unterstützt, und diese blieb ihr lebenslänglich dankbar verpflichtet. Als Gegenleistung konnte man im Hause Kobelt künftig darauf bauen, dass in dummen Notfällen des Lebens, etwa vor einer lästigen Prüfung, auf die man schlecht vorbereitet war, ein ärztliches Attest herbeigezaubert werden konnte, direkt von der Freundin der Frau Mama.

Auch Edwin Gmür, der neue Vormund, schätzt Frau Dr. Höchli, obwohl er sie – mit grosser Wahrscheinlichkeit – in all den Jahren gar nie persönlich kennenlernen wird. Auch ihm ist sie willkommene Unterstützung, kümmert sie sich doch von Anfang an um seinen neuen Fall. Das entlastet den viel beschäftigten Amtsvormund, und er weiss es zu schätzen, wie er in einem seiner Rechenschaftsberichte anerkennend bemerkt. «Sie [Maria und Simon Kobelt] sorgen auch, dass Lina wegen ihrer Geisteskrankheit regelmässig den Arzt konsultiert. Auf dieser Ebene wurde ich als Vormund arbeitsmässig entlastet.»

Lina gerät also in die Hände einer zweifelhaften Medizinerin. Und bekommt von dieser überraschend eine

Diabetes diagnostiziert. Der Befund hat schlimme Folgen, ein weiteres Feld von Kontrolle tut sich auf. Unter fachlicher Leitung von Hausmann Simon wird ihr täglicher Speisezettel radikal verändert, werden die noch zugelassenen Nahrungsmittel streng kontrolliert. Auch darf sie keinen Zucker mehr essen, ausgerechnet sie, die Süssigkeiten über alles liebt. All die leckeren Desserts, welche die Gäste mitbringen, liebevoll ausgewählt, weil sie Linas Schwäche kennen, all die Osterhasen und Pralinenschachteln, die sie geschenkt bekommt. Sie werden künftig beschlagnahmt und verschwinden in den Fängen der Hausherrschaft. Überhaupt, die Welt des Kochens und Essens, einst Linas kleiner, geliebter Kosmos, wird zum gefahrvollen Abgrund, an dem nicht nur bedrohliche Krankheiten lauern, sondern, wenn es dumm läuft, sogar der Tod, zum Beispiel dann, wenn Simon eine harmlose Muskatnuss zum Todesgift für Zuckerkranke erklärt.
Ihre Diabetes wird für die nächsten Jahrzehnte ein Instrument des gezielten Nahrungsmittelentzugs. Man verzichtet auf Medikamente, auf Insulin, auf künstliche Süssmittel. Ein rigider Menüplan wird einzige Therapie. Er wird karg und karger, bis sich Lina schliesslich oft nur noch von mit Tomaten belegten Broten ernährt, zeitweise leidet sie Hunger. Ihr Körper reagiert mit Mangelerscheinungen. Die Zehen- und Fingernägel beginnen zu zerfallen. Sie magert bis auf die Knochen ab.
Diese gefährliche Tortur wird mehr als 30 Jahre andauern und lebensbedrohliche Formen annehmen. Sie wird in einem ärztlichen Behandlungszimmer enden, ein Arzt wird auf sie zukommen, zwei Tage nach ihrer Befreiung, er wird die Laborwerte in seiner Hand schwenken und ihr freundlich mitteilen, sie habe gar keine Diabetes. Keine Spur davon. Nichts. Eine unerhörte Nachricht. «Sie haben gar keine Diabetes und haben auch nie eine gehabt, Sie können essen, was immer Sie wollen!» Lina wird später immer wieder davon erzählen, von dieser Wende, von diesem Sekundenglück, das nicht mehr aufhört, weil die Welt der kulinarischen Köstlichkeiten nun wieder offensteht, der Weg

ins Reich der Schokoladen und Crèmeschnitten wieder frei vor ihr liegt. Und unvergesslich wird ihr das erste Essen am Abend nach dieser denkwürdigen Neuigkeit bleiben, mit den Rahmschnitzeln und Nudeln und dem Berg von Schlagsahne über der Rüeblitorte.
So also wird sich später der ganze Irrsinn in Luft auflösen, wird als Lüge entlarvt. Und medizinische Fachleute werden bestätigen, dass es auch unmöglich sei, dass Lina in früheren Jahren an Diabetes mellitus erkrankt gewesen sei, eine solche könne nach 35 Jahren schlicht nicht einfach so aus dem Körper verschwinden.
Lina wird also in der Mitte ihres Lebens ein weiteres Mal Opfer einer Falschdiagnose, diesmal vermutlich als Resultat eines Freundschaftsdiensts von Frau zu Frau, jedenfalls gibt es handfeste Vorteile daraus, die Essenskosten werden kleiner, und man kann das Mündel noch enger kontrollieren.

Lina ist in den späten 1970er-Jahren gerade dabei, sich mit dem Schicksalsschlag dieser Krankheit neu im Leben einzurichten, als – ein Glück und ein kleiner Trost – Bewegung ins Kobelt'sche Haus kommt. Tochter Magda, die Lina ja seit ihrer Geburt kennt, steht vor der Tür, auf der Flucht aus einer gescheiterten Ehe, sie kommt direkt aus Nigeria, sucht Unterschlupf im Haus ihrer Mutter, ein Baby auf dem Arm, Tochter Vera. Mutter Gauck, die ja nun Kobelt heisst, geniesst die Heimkehr der widerborstigen verlorenen Tochter, im obersten Stock steht ein Zimmer leer, da kann sie mit ihrem Kind erst einmal einziehen. Auch Lina und Magda freuen sich über das Wiedersehen nach vier Jahren. Natürlich bemerkt Magda die Veränderungen an Lina, die welke Haut, den erloschenen Blick, und sie wundert sich, dass ihr Kindermädchen nicht mehr am Familientisch mitessen soll. Doch Mama Kobelt hat für alles eine Antwort parat, ja, ja, diese Diabetes, eine schlimme Erkrankung, und überhaupt, mit der Lina entwickle es sich schwierig, sie sei halt manisch-depressiv. Magda gibt sich damit zufrieden, für sie ist jetzt nicht die Zeit der kritischen Nachfrage, als alleinstehende Mutter ohne Geld, mit dem Kindsvater im Nacken, einem Hei-

ratsschwindler, der ihr droht, die gemeinsame Tochter in seine afrikanische Heimat zu entführen.
Magda und Vera bringen neues Leben ins Haus. Magda muss Geld verdienen, holt ihren Handelsschulabschluss nach, Mama Maria zelebriert sich stolz als die generöse Grandmama, der viel jüngere Simon wird zu Veras Ziehvater und Lina zur Nanny. Lina mag Kinder noch immer, freut sich an dem dunklen Krauskopf, bringt das Kind in die Krippe, fährt mit ihm zum Bucheggplatz auf den Spielplatz, klettert auf die Rutsche und das hohlbauchige Betonkrokodil oder macht auf dem Heimweg noch einen kleinen Ausflug an die Limmat, mit Baby Vera im Buggy und Hündchen Xenia an der Leine. Sie gewinnt alte Kompetenzen zurück, es tut ihr gut.
Doch das kleine Glück dauert nur kurz. Das Ehepaar Kobelt steigert sich in eine närrische Liebe zu seinem Enkelkind mit dem dunklen Teint und den grossen Augen hinein, und wehe, sein Goldschatz könnte etwas Falsches lernen oder es würde ihm gar ein Haar gekrümmt. So sehr man Lina als Nanny braucht – man will ja wegen des kleinen Bündels nicht gleich das eigene Leben auf den Kopf stellen –, die Dienstmagd ist auch Konkurrenz und Risiko. Der Druck auf sie nimmt zu. Und führt immer mal wieder zu schlimmen Zusammenstössen. Lina erinnert sich noch gut, wie sie einmal – Vera auf ihrem Schoss – alle zusammen im Zirkus sassen. Aus heiterem Himmel habe sie von Frau Kobelt, die neben ihnen sass, einen Schlag ins Gesicht abgekriegt, warum, das weiss sie noch heute nicht, sie habe wohl etwas falsch gemacht, vielleicht etwas den Rotz in der Nase hochgezogen, jedenfalls habe danach während der ganzen Vorführung ihre Nase nicht mehr zu bluten aufgehört. Oder ein anderes Mal, so erzählt sie unglücklich, sei die Kleine abgehauen in den Garten, habe schon vorne am Törchen hin zur Strasse gestanden, als Lina sie endlich zu fassen bekam, und Frau Kobelt, welche die Szene zufällig beobachtet habe, sei auf sie losgestürmt, habe sie als Mörderin beschimpft und ihr angedroht, falls der kleinen Vera je etwas geschehen sollte, würde sie Lina persönlich umbringen.

Das Experiment Mehrgenerationenfamilie dauert knapp drei Jahre. So lange, bis Veras Mutter nach ihrer dramatischen Scheidung wieder etwas Boden gefunden hat, auch ökonomisch, und sich stark genug fühlt, ihr Kind vor der grosselterlichen Affenliebe zu retten. Magda verlässt schliesslich das herrschaftliche Haus, verzichtet auf das Betreuungspersonal und zieht mit ihrem Kind ins ländliche Appenzell. An der Rötelstrasse wird es wieder stiller, eine für Lina bedrohliche Ruhe.

Im August 1979 schreibt Linas Vormund seinen ersten Rechenschaftsbericht über das neue Mündel. Pflicht jedes Amtsvormunds, im Zweijahresrhythmus, es gilt über Aufenthalt, Beschäftigung und Finanzen, über Gesundheit, Lebensgestaltung und Betreuung der Schutzbefohlenen zu rapportieren. Der Bericht wird jeweils von der Vormundschaftsbehörde geprüft und anschliessend vom Bezirksrat abgenommen. Edwin Gmür schreibt in diesem ersten Bericht etwas ausführlicher über sein Mündel, vor allem in der Anamnese, er vergisst nicht, die desolaten Übernahmemodalitäten zu schildern, und auch den aktuellen Lebensverhältnissen widmet er ein paar Zeilen mehr als üblich. Lina zeichnet er als Hausangestellte, die nicht selbstständig arbeiten kann, die mit viel Geduld und teilweise grossem Zeitaufwand betreut und geführt werden muss. Frau Kobelt ihrerseits wird in der neuen Zürcher Akte als diplomierte Psychologin eingetragen. Über den Einsatz Linas als Nanny während dieser ersten zwei Berichtsjahre findet sich kein Wort. Offenbar hat Frau Kobelt dies verschwiegen und stattdessen dem neuen Vormund die alte Mär von Linas mannstollen Allüren aufgetischt. Dieser schreibt denn wunschgemäss, dass Lina vor der Öffentlichkeit, genauer vor der Männerwelt, geschützt werden müsse, «denn allzu leicht würde sie sich in verfängliche Bekanntschaften einlassen. Entsprechende Zwischenfälle sind immer wieder festzustellen und können frühzeitig abgebrochen werden», so liest man in seinem Bericht. Magda, die in diesen Berichtsjahren ja im Kobelt'schen Haushalt gelebt hat, kann darüber nur lachen. Für sie klingt dies alles absurd. Wie nur hätte Lina bei der derart streng geführten Kontrolle ihrer Mama überhaupt eine Affäre einfädeln können, alle Boten- und Einkaufsgänge waren zeitlich eng kalkuliert und überwacht. Und auf den Kinderspielplätzen, wo Lina mit Vera etwas länger und zeitlich freier herumbummeln durfte, fanden sich damals wohl kaum balzende Männer auf Werbetour. Vormund Gmür übernimmt ahnungslos, was Maria Kobelt ihm vorsetzt, auch Linas Verwandtschaft, die sich nach der erfolgten Bevormundung beim neuen Amtsvormund meldet – eine Geschichte, die noch zu erzählen sein wird –, kommt bereits im ersten Bericht einen üblen Stempel verpasst: «Diese Leute stellten plötzlich Anspruch auf ihre Persönlichkeit und versuchten, sie wieder für die Rückkehr ins Rheintal zu gewinnen. Der Grund dazu dürfte in ihrem feinen Geruchssinn für IV-Rente und Vermögen liegen. Mir begegneten jedoch diese Verwandten – es handelt sich vornehmlich um einen Bruder – nicht gerade auf die freundlichste Art.»

Edwin Gmür sitzt bereits fest im ausgelegten Gespinst der Maria Kobelt. Und lässt sich von ihr für ihre Schachzüge ahnungslos benutzen. Sie ihrerseits hat klare Ziele. Zum Beispiel die Aufstockung von Linas Halbrente in eine Vollrente. Die bevorstehende Überprüfung nach den ersten zwei Jahren, diese erste Revision ihrer Rente, darf als Chance nicht verpasst werden. Wichtigste Voraussetzung dafür ist eine Korrektur von Linas Arbeitsfähigkeit nach unten, von der auch ihr Vormund überzeugt werden muss. Denn er wird, nebst ihr als Arbeitgeberin, die entsprechenden Fragebogen auszufüllen haben. Für sie selbst ist das Ausfüllen der Formulare ein leichtes Spiel. Sie betont, dass Lina ihre bescheidene Arbeitsleistung nur unter wiederholter Anleitung ihrerseits überhaupt zu erfüllen vermöge und dass sie wegen Depressionen «sporadisch und phasenweise arbeitsunfähig» sei. Vormund Gmür übernimmt den ihm zugedachten Part fraglos, setzt, nachdem die Bogen über Irrwege via St. Gallen und Vorderberg endlich bei ihm angekommen sind, die niemals bestätigte Diagnose der manischen Depression, welche die Kobelts seinerzeit in den Antrag geschmuggelt haben, als Begründung ein: «Leider ist Frl. Zingg nicht selten schubartig depressiv, daher ist ihre Leistung im Durchschnitt stark begrenzt.» Einzig mit dem zusätzlich notwendigen Arztzeugnis will es erst nicht klappen. Da Frau Höchli noch nicht als Hausärztin amtiert, wird der Bogen versehentlich Linas Gynäkologen zugeschickt, der ihn umgehend zurückschickt, mit dem kargen Vermerk, er habe die Patientin nur gynäkologisch untersucht und dabei «unauffällige Verhältnisse» vorgefunden. Amtsvormund Gmür reagiert schnell, schickt ein Korrigendum an die IV und verweist auf die bereits vorhandenen Gutachten der Doktoren Bieri und Kranz aus Wil. Niemandem bei der IV fällt die diagnostische Differenz zwischen den Antragspapieren und den psychiatrischen Gutachten auf. Und so wird Linas Invaliditätsgrad Anfang September 1979 auf 75 Prozent erhöht, und das bedeutet, dass Lina künftig eine volle Rente von monatlich 847 Franken ausbezahlt bekommt.

Die ersten sechs Mandatsjahre sind, aus Sicht des Vormunds, ruhige Jahre im Leben seines Mündels. In seinen Rechenschaftsberichten wird sie für ihre Liebenswürdigkeit und ihre Treue gelobt, wird stets als gut tragfähig und organisch gesund beschrieben. Vormund Gmür würdigt im Weiteren den ausgezeichneten Familienanschluss bei Kobelts als Glücksfall, lobt repetitiv die Fürsorge und Geduld der Hausherrin und vergisst dabei auch ihre Grosszügigkeit nicht, dank der Lina regelmässig in den Genuss von Ferien im Tessin komme. Der Vormund vertraut Linas Pflegemutter so sehr, dass er in diesen ersten Jahren auch keinen Anlass für einen zweijährlich empfohlenen Hausbesuch sieht. Jedenfalls sind in den entsprechenden Berichten keine Besuche vermerkt.

Erst in den Jahren zwischen 1983 und 1985 gibt es eine unerwartete Veränderung zu vermelden. «Die geistesschwache Schutzbefohlene verzeichnete während dieser Berichtsperiode einen starken Abbau ihrer Kräfte», schreibt der Vormund. Er stellt aber keine weiteren Fragen dazu, kontaktiert auch nicht Linas Ärztin oder beauftragt den Amtsarzt mit zusätzlichen Abklärungen. Denn für ihn gibt es offenbar gar nichts zu klären, da tickt ganz einfach die biologische Uhr, wenn auch etwas schneller als üblich. Die «Ursache dürfte in der frühzeitigen Alterung liegen», schreibt er in seinem Bericht, was nun doch etwas erstaunt, immerhin ist Lina gerade mal 40, also biologisch gesehen in den besten Jahren. Von der Diabetes ist überraschenderweise noch keine Rede, diese wird von Maria Kobelt erst später, in einem übernächsten Strategiezug, ins Spiel gebracht werden. Vorher lanciert sie noch einen anderen kleinen Coup, genauer besehen einen richtig grossen, solide vorbereitet mit den vielen Klagen über Linas wachsende Unzulänglichkeiten: Auf Ende 1983 kündigt das Kobelt'sche Arbeitgeberpaar das Arbeitsverhältnis mit Lina Zingg auf. Der Amtsvormund mag erst erschrocken sein und sieht Linas ideales Plätzchen bereits verloren, er hat aber auch volles Verständnis für den Entscheid, bei diesen Umständen, und als dann Maria Kobelt, treu wie sie ist, ihm das Angebot eines bezahlten Betreuungsverhältnisses nachreicht, nimmt er dies dankbar auf. Für 900 Franken im Monat erklären Herr und Frau Kobelt sich bereit, Lina bei sich zu behalten. Das ist im Vergleich zu anderen Pflegeplätzen nicht einmal so teuer, rechnet Amtsvormund Gmür nach und packt erleichtert zu. Und so ist aus dem Dienstmädchen Lina nach 25 Dienstjahren ein Pflegefall geworden. Nicht im Alltag, aber auf dem behördlichen Papier.

VII

Emma gibt nicht auf

Das Schreiben aus St. Gallen als Antwort auf die Beschwerde von Linas Bruder Werner Zingg, die sogenannte Abschreibungsverfügung, ist längst im Stubenbüfett der Zinggs weggesperrt. Vergessen ist dies alles aber nicht. Vorerst haben Werner und Emma einfach weder Zeit noch Kraft, sich weiter um Lina zu kümmern. Auf dem kleinen Hof fällt viel Arbeit an, Werner verdient tagsüber in der nahen Fensterfabrik den nötigen Zusatz, zwei kleine Kinder wollen betreut und versorgt sein. Der Faden zu Lina wird dünner und dünner, jährlich versuchen sie, an Linas Geburtstag zu gratulieren, per Telefon, ein erfolgloses Unterfangen, das regelmässig an Maria Kobelts eisernem Kontaktvorhang scheitert.
Emma und Werner erfahren von der Kündigung des Arbeitsvertrags durch das Ehepaar Kobelt und der Umwandlung in ein Betreuungsverhältnis natürlich nichts. Infolge von Linas Bevormundung sind sie, genauso wie ihr entrechteter Vater, vollständig von der behördlichen Informationskette ausgeschlossen. Der Verdacht oder, besser, die Gewissheit, dass ihre Verwandte ausgenützt wird, hält sich gleichwohl in ihren Herzen.

Linas Vater, inzwischen schon weit über 80, lebt seit Längerem als Pflegefall im Haushalt seines Sohnes. Er ist an den Rollstuhl gebunden, klagt immer wieder, dass er seine Tochter wohl nie mehr wiedersehen wird. Emma erinnert sich, wie sie manchmal laut drauflos geschrien hat, draussen auf dem Feld, auf ihrem Traktor, wenn sie nicht wusste, wohin mit ihrer Wut. Eins aber hat sie sich geschworen, sie wird nicht locker lassen, sie gibt nicht auf. Während sie Mist zettelt oder Gras einfährt, überlegt sie hin und her, wie sie wenigstens eine letzte Begegnung für sie beide einfädeln könnte. Schliesslich ruft sie Maria Kobelt an, erzählt von des Schwiegervaters Traurigkeit und dass sein Leben sich langsam dem Ende zuneige. Madame reagiert, wenn auch nicht wie erhofft. Sie überschüttet Emma mit Vorwürfen, sie pflege den alten Mann falsch, ruft Vater Zinggs Hausärztin an, will von ihr wissen, wie lange es der Alte wohl noch schaffen werde. Aber dann, Emma

hat die Hoffnung auf ein Wiedersehen bereits aufgegeben, sieht sie eines Tages, es ist Mai und ein schöner Frühlingstag, ein Auto mit Zürcher Nummernschild den Hügel zum Hof herauffahren. Mit Lina im Fonds des Wagens. Was dann geschieht, ist ein kleines Husarenstück Emmas. In Windeseile hat sie die halbe Verwandtschaft zusammengetrommelt, hat Kobelts Widerstand, sich mit ihr, der aufsässigen Emma, an einen Tisch zu setzen, mit einem Trick ausgehebelt, und bald schon feiern sie, fast vollständig versammelt, im nahen Ausflugsrestaurant mit Blick auf die Rheinebene das unerwartete Wiedersehen.
Emma wird später mit listiger Freude von dem kleinen Streich erzählen, der ihr damals gelungen ist. Alle seien sie gekommen, hätten sich gefreut, ihre Lina wiederzusehen, der Vater ganz besonders, und Margrit, Emmas eigene Tochter, habe später erzählt, wie sie mit ihrer wiedergefundenen Tante Rezepte ausgetauscht habe und wie beeindruckt sie – eine ausgebildete Köchin – gewesen sei ob der kulinarischen Finessen, über die Lina Bescheid wusste. Man habe also gegessen und getrunken und, wie schon einmal, Pläne für die Zukunft geschmiedet. Zum Beispiel den, dass Lina hier oben, an diesem herrlichen Ort mit dem weiten Blick, doch ihren Fünfzigsten feiern könnte. Madame Kobelt habe eifrig dazu genickt. Und wird sich später, als Emma auf die Pläne zurückkommen will, an nichts mehr erinnern.
Auf der Heimfahrt bläut die Herrin ihrer Dienerin ein, den Ausflug vor dem Vormund auch ja zu verschweigen. Und mischt sogleich das Bild mit der hinterhältigen Verwandtschaft mit neuen Farben auf, behauptet frech, man habe sie genötigt, die Zeche für die ganze Runde zu bezahlen. So seien sie halt, diese bösen Zinggs, wollten ständig nur schröpfen, wann immer es gehe. Lina hat dazu geschwiegen, und als ein paar Monate später Margrits Einladung zur Hochzeit ins Haus flattert, ist die Kobelt'sche Firewall bereits wieder fest installiert.
Allerdings ist Emma fest entschlossen, nicht mehr so lange duldend abzuwarten. An der bevorstehenden Hochzeit ihrer Margrit will sie ihre Schwägerin mit

dabeihaben. Sie ruft bei Kobelts an, spürt Linas Erstarrung, als sie Emma erkennt und den Hörer wie eine glühende Kohle an die Chefin weiterreicht. Die Einladung wird umgehend abgewiesen, es kommt zu einem heftigen Wortwechsel, und zwei Tage später ist ein eingeschriebener Brief unterwegs. Das Kobelt'sche Geschäftspapier trägt mittlerweile eine Doppeladresse als Absender, einmal Zürich und dann noch Locarno:

Sehr geehrte Familie Zingg

Als Folge der gestrigen Vorkommnisse sind wir nicht mehr bereit, Sie (alle Familienmitglieder) in unserem Haus oder auch nur an unserer Haustüre zu empfangen.

Wir bitten Sie um Kenntnisnahme und grüssen Sie freundlich.

M. und S. Kobelt

Sekretär Simon hat für seine Frau gleich mit unterzeichnet, eine Kopie des Briefes schickt er an Vormund Gmür. Emma aber will diesmal nicht aufgeben und setzt auf den direkten Kontakt mit diesem Vormund, den sie bis anhin nur kurz telefonisch gesprochen hat, und vereinbart mit ihm einen Termin. Als Vorbereitung macht sie sich Handnotizen, die noch heute im Lina-Mäppchen abgelegt sind, notiert alle Fragen, die sie dem Amtsvormund stellen will und die Werner und sie nachts nicht schlafen lassen: Wieso ist Lina überhaupt bevormundet? Wohin fliesst eigentlich das Rentengeld? Wie steht es mit der Freizeit und den Ferien? Wieso kann Frau Kobelt Lina den Kontakt mit den Verwandten verweigern? Bereits um acht Uhr morgens müssen die Zinggs in Zürich sein, in aller Herrgottsfrühe fahren sie mit dem Zug los, vorher gilt es noch, die Tiere im Stall zu versorgen. Ihr Pflegesohn, der bereits in Zürich arbeitet, holt die beiden am Bahnhof ab und begleitet sie zum Sozialzentrum Selnau. Es stellt sich heraus, dass man ganz gut reden kann mit diesem Herrn Gmür, er zeigt sich verständnisvoll, bei vielen Fragen verweist er allerdings auf die Fehler der Vorderberger und darauf, dass er dafür nicht verantwortlich sei. Er nimmt Emmas drei Herzensanliegen freundlich auf und verspricht, sich dafür einzusetzen: für einen weiteren Besuch beim kranken Vater, für die Teilnahme am Hochzeitsfest ihrer Tochter und für vier Wochen Ferien bei den Brüdern im Rheinthal. Um elf Uhr ist die Besprechung fertig. Emma schlägt anschliessend spontan vor, man könne doch die Lina für ein gemeinsames Mittagessen holen, jetzt, unter seinem Schutz, mit ihm als Vormund. Edwin Gmür wird kreideweiss ob diesem bäurischen Pragmatismus, er bekommt einen richtigen Schrecken und stottert, das gehe nun wirklich unmöglich, dazu habe er keine Kompetenz, da gebe es klare Regeln. In den anderen Angelegenheiten verspricht er zu tun, was er kann, vielleicht ist er ja doch etwas verunsichert, ob diese Zinggs wirklich so niederträchtig sind wie die Akten und Frau Kobelt behaupten. Jedenfalls kümmert er sich pflichtbewusst um Emmas drei Wünsche, doch schon bald ist er wieder im Kobelt'schen Spinnennetz verfangen und schreibt den Zinggs einen entschuldigenden Brief. Ein Schreiben, das er in der Vormundschaftsakte nicht archiviert, es ist Emma, die den Brief aus ihrem Mäppli hervorziehen wird, während sie von dem Treffen erzählt.

Sehr geehrter Herr Zingg

Sie haben mich zusammen mit Ihrer Gattin am 24.4.1989 in Zürich besucht und stellten den Antrag, es sei abzuklären, ob Ihre Schwester Lina den betagten Vater baldmöglichst in Vorderberg besuchen und an der Hochzeit Ihrer Tochter teilnehmen könnte. Wenige Tage darauf habe ich Ihre Wünsche – betreff Besuch Ihres Vaters – an Lina unterbreitet. Ich habe mit Lina persönlich geredet und muss Ihnen leider einen abschlägigen Bericht erteilen.

Lina reagierte sofort ablehnend und ängstlich. Sie lehnte eine Reise nach Vorderberg desinteressiert ab. Dieselbe erstarrte Haltung nahm sie auch ein, als ich ihr vorschlug, sie persönlich nach Vorderberg zu fahren. Der angstvolle Gesichtsausdruck und die strikte ablehnende Haltung bestätigten mir, dass hier nur gegen den Willen meines Schützlings gehandelt würde. Weil Lina eine derartige Unruhe und Angst erzeugt, verwies ich sie an Frau Dr. med. Nina Höchli, Scheuchzerstrasse, 8006 Zürich, Tel. 01 465 33 11, um diese Sache und Ihr Begehren medizinisch zu untersuchen.
Frau Dr. med. Höchli hat mir heute mitgeteilt, dass sie auch mit einem langen Gespräch die Angst von Lina nicht entkräften konnte.
Sie berichtet, dass Lina wegen ihrer Oligophrenie sowie der geistigen Beschränkung nicht in der Lage ist, unerwartete Besuche oder Kontakte zu Verwandten herzustellen. Ich habe Lina Zingg aufgefordert, dass sie sich für die Hochzeit Ihrer Tochter mit einem schriftlichen Gruss melden soll.
Es gehört zum höchst persönlichen Recht des Schützlings, die Kontakte innerhalb oder ausserhalb der Familie zu pflegen oder eine andere Ansicht zu vertreten. Wir haben es hier mit einem Menschen zu tun, der wegen seiner Krankheit nicht in der Norm unserer Gesellschaft ist und so müssen wir ihn akzeptieren.
Frau Kobelt hat mit Lina eine 30-jährige Erfahrung. Ich bin Frau Kobelt dankbar für die geleistete Arbeit und Geduld. Ohne sie wäre Lina gänzlich verloren und müsste ein Dasein pflegen, wie es keinem Menschen zu wünschen ist.
Ich bin gerne bereit, bei Gelegenheit bei Ihnen vorbeizukommen, um diese Sache nochmals zu besprechen, sofern Sie es wünschen.

Natürlich verzichten die Zinggs auf erneutes Fragen und Bitten. Und Lina selbst hat ihre Stimme längst verloren, zudem hat man ihr eine neue Order auferlegt, sie darf bei Aussenkontakten keine ganzen Sätze mehr sprechen, erlaubt ist nur noch ein Ja oder ein Nein. Hält Lina sich nicht an die Regeln, wird sie bestraft. Spielt sie ihren Part dagegen gut, gibt es manchmal zur Belohnung ein Eis mit Sahne. Trotz Diabetes.
Im nächsten Rechenschaftsbericht findet sich keine Spur mehr von Vormund Gmürs Empathie mit den Verwandten, da wird über Emma und Werners Bemühen nur mehr ärgerlich geklagt. «In letzter Zeit machten sich aber die Angehörigen von Lina Zingg, welche im Rheintal wohnen, unangenehm und fordernd bemerkbar mit der Behauptung, Lina werde von der Familie Kobelt als billige Arbeitskraft missbraucht. Verschiedene Anhörungen ergaben noch nicht die gewünschte Ruhe bei den Verwandten. [...] Es blieb mir nichts anderes übrig, als mit Hilfe von ärztlichen Zeugnissen den nicht belastbaren Zustand von Lina Zingg zu bestätigen und die Schutzbefohlene zu schützen», schreibt der Vormund über diese Begegnungen. Vermutlich hat er hier erstmals mit der Familienärztin Höchli zusammengearbeitet, ahnungslos, dass die Medizinerin schon länger Teil des Abwehrdispositivs gegen die Herkunftsfamilie ist.
Und so kommt es, dass Margrit ihre Heirat ohne Tante Lina feiert. Der todkranke Vater wartet vergeblich auf einen letzten Besuch seiner Tochter. Und als Lina im April 1990 50 Jahre alt wird, gibt es keine Feier. Weder im schönen Beizli über der Rheinebene noch im noblen Einfamilienhaus in Zürich. Und Emmas obligater Anruf schafft es auch diesmal nicht durch das Kobelt'sche Abwehrsystem.

Emma ist verzweifelt. Noch immer hört sie von Zeit zu Zeit Werners Schluchzen, manchmal nachts ins Kissen gedrückt, und Trauer steigt in seine Augen, wenn man von Lina, der Verlorenen, spricht. Sie will nicht glauben, dass Edwin Gmürs Brief die letzte Antwort sein soll in dieser Geschichte, und sucht zusammen mit ihrem

Mann nach neuen Wegen. Von der Sprachheillehrerin ihres Sohnes erfahren sie vom *Schweizerischen Beobachter,* einer landesweit bekannten Zeitschrift, die sich mit ihrem anwaltschaftlichen Journalismus einen guten Ruf geschaffen hat und immer mal wieder für Aufsehen sorgt mit behördenkritischen Artikeln. Tatsächlich hat dieses Blatt – in Anlehnung an das deutsche Nachrichtenmagazin *Spiegel des kleinen Volkes* genannt – sich profiliert im Kampf gegen kleine und grosse Ungerechtigkeiten, hat auch über missliche Vormundschaftspraktiken berichtet, ist Anfang der 1970er-Jahre gegen die Missstände in Anstalten und Heimen angetreten, hat das Hilfswerk Kinder der Landstrasse an den Pranger gestellt und mitgeholfen, dass es aufgelöst werden musste. Der *Schweizerische Beobachter* ist eine Institution mit eigenem Rechtsdienst, weiss die Lehrerin zu berichten. Sie macht den Zinggs Mut, es dort zu versuchen, und bietet ihre Hilfe an beim Schreiben an die Redaktion. Die Zinggs setzen sich mit ihr an den Tisch und schildern eindringlich ihre schmerzvolle Geschichte. Sie schliessen ihren Brief mit grosser Ratlosigkeit: «Da Sie fast unsere letzte Hoffnung sind, nach all den misslungenen Versuchen, Lina aus dieser Lage zu befreien, wären wir Ihnen sehr dankbar, wenn Sie uns in dieser Angelegenheit helfen könnten.»

Bereits nach zwei Wochen finden Emma und Werner eine erste Antwort in ihrem Briefkasten:

> Sehr geehrte Familie Zingg
>
> Ich danke Ihnen für Ihren Brief vom 14. Juli 1990. Eine erste Überprüfung Ihrer Anfrage hat ergeben, dass Sie bei uns möglicherweise Nichtabonnent sind. Damit wäre es mir eigentlich nicht möglich, Sie weiter zu beraten. Aufgrund des geschilderten Schicksals möchte ich dennoch eine Ausnahme machen und Ihnen einige Hinweise geben.
> Primär ist es natürlich sehr schwierig, für jemanden etwas zu unternehmen, der sich dazu

selbst nicht äussert. Jedenfalls wäre es wohl am besten, wenn man von Ihrer Schwester eine Vollmacht haben könnte, die einen zu verschiedenen Schritten ermächtigte. Ansonsten bliebe allenfalls die Möglichkeit, sich an die Vormundschaftsbehörde der entsprechenden Gemeinde zu wenden – mit der Bitte, die ganze Sache abzuklären, weil Ihre Schwester nicht mehr fähig sei, verantwortlich für sich zu handeln. Ob aus einem solchen Schritt etwas herauskommt, ist allerdings von vornherein schwierig zu beurteilen. Denn es ist natürlich möglich, dass die Familie Gauck eine Stellung in der Gemeinde hat, wonach man ihr alles glaubt. Dennoch bin ich der Meinung, dass man den Weg über die Vormundschaftsbehörde einmal versuchen sollte. Gegebenenfalls wäre es eventuell wirkungsvoller, wenn der Beobachter einen solchen Schritt verlangte. Denn dies hätte möglicherweise mehr Gewicht.
In Ihrem Brief steht nun aber auch, dass Ihre Schwester unter grosser Beeinflussung von Frau Gauck stehe. Es könnte also durchaus sein, dass sie mit allem einverstanden ist, wenn man sie konkret zur ganzen Angelegenheit befragt. In einer solchen Situation wäre es dann allerdings sehr schwierig, etwas zu erreichen. Denn man muss auf eine gewisse Kooperation der Betroffenen rechnen können. Im Allgemeinen ist es kaum möglich, jemanden aus Verhältnissen zu befreien, die er selbst voll akzeptiert.
Sollte der Beobachter in dieser Sache konkreter tätig werden, bitte ich Sie um Bericht, Sie könnten mich montags oder donnerstags hier beim Beobachter telefonisch erreichen.

Mit freundlichen Grüssen

Der Schweizerische Beobachter

Redaktor Moser legt in seinem Schreiben alle möglichen Schwierigkeiten aus, welche die Zinggs selbst bereits kennen, dennoch ergreifen sie die helfende Hand, rufen sofort in Glattbrugg an, unterschreiben die nötigen Vollmachten für die Redaktion. Und warten. Diesmal geht es drei Monate, bis der nächste Brief kommt. Er ist genauso niederschmetternd wie jener aus St. Gallen, auch eine Art Abschreibungsverfügung, diesmal mit journalistischem Schwung:

> Sehr geehrter Herr Zingg
>
> Ich komme zurück auf meinen Brief vom 30. Juli 1990. Mittlerweile habe ich mich etwas eingehender mit der Situation von Lina Zingg befasst und sie in der Zwischenzeit auch einmal besucht. Wie ich Ihnen bereits in meinem genannten Brief mitteilte, ist es in solchen Fällen immer sehr schwierig, etwas Konkretes zu erreichen. Vor allem wäre dies nur möglich, wenn die Betroffene selbst damit einverstanden ist.
> Was nun Lina Zingg betrifft, so hat sie deutlich ausgedrückt, das sie weiter bei Frau Kobelt bleiben wolle, ihr gefalle es dort sehr gut und auch die Hausarbeiten, die sie zu verrichten habe, seien nicht zu streng. Unter diesen Umständen sehe ich eigentlich kaum Handlungsmöglichkeiten, denn keine Behörde wird zustimmen, Frau Zingg gegen ihren Willen umzuplatzieren. Es kommt noch dazu, dass die Wohnsituation Ihrer Schwester mit eigenem Zimmer in einem Einfamilienhaus am Zürichberghang doch recht komfortabel erscheint [...].

Redaktor Moser bedient in Kopie auch den zuständigen Vormund mit seinem Schreiben. Edwin Gmür mag den Brief nicht in die Akte aufnehmen. Die Dreistigkeit allerdings, mit der ihm diese Bauern nun auch noch die Presse auf den Hals jagen, verärgert ihn. Sein Unmut fliesst direkt in den nächsten Rechenschaftsbericht. Der sonst stets nüchtern gehaltene Bericht wird für einmal zur journalistischen Reportage und beginnt mit einem emotionalisierenden Zitat: «Ich möchte endlich von meinen nahen Verwandten in Ruhe gelassen werden. Das war die wiederholte Äusserung von Frau Zingg gegenüber mir, wenn ich mich bei ihr bzw. bei Familie Kobelt meldete. Ihr Bruder und die Schwägerin, wohnhaft in Vorderberg/SG versuchten mit allen Mitteln, Lina von der Familie Kobelt abzubringen. Für dieses Vorgehen scheuten sie keinen Aufwand und benützten eine Wortwahl, die weit entfernt ist von Anstand und guter Sitte. Ihre Drohung mit Hilfe des Schweiz. Beobachters, Lina nach Vorderberg zu bringen, setzte einstweilen einen Schlusspunkt. Der zuständige Sachbearbeiter dieses kritischen Blattes durfte sich an Ort und Stelle über das Wohlergehen von Lina Zingg überzeugen.»

Edwin Gmür ist die Mediensache vermutlich peinlich. Die anschliessende Erhöhung des Pflegegelds um monatlich 250 Franken muss wohl als Schmerzensgeld für die diffamierten Kobelts interpretiert werden. Das Paar kann den Zustupf gebrauchen. Vor einiger Zeit ist man umgezogen, mit der Hausbesitzerin ihrer schönen Villa an der Rötelstrasse hatte es Zoff gegeben, sie wollte den Vertrag nicht weiter verlängern. Und so hiess es – nach über 14 Jahren – Abschied nehmen von der lieb gewordenen Residenz. Man lebt aber weiterhin am Zürichberg, das neue Zuhause ist einiges teurer, aber standesgemäss, ein modernes Reihenhaus an der Murwiesenstrasse, direkt am Irchelpark, wiederum mit Garten und grossem Entree, grosszügig, wenn auch nur zweistöckig, aber das Parterre im richtigen Schnitt, um Frau Kobelts Praxisräume unterzubringen. Und für Lina gibt es auch hier noch Arbeit zuhauf.
Zwei Jahre später, am 2. Dezember 1992, stirbt Linas Vater, ohne dass sich die beiden noch einmal gesehen haben. Werner Zingg hält sich an das Kontaktverbot zu Lina und informiert ordnungsgemäss den Amtsvormund Gmür. Er äussert dabei seine Hoffnung, Lina an

der Beerdigung wiederzusehen. Vergeblich. Er erhält von Edwin Gmür einen Absagebrief.

> Sehr geehrter Herr Zingg
>
> Zum Hinschied Ihres Vaters möchte ich Ihnen herzlich kondolieren.
> Ich habe Ihre Botschaft über den Hinschied von Herrn Hans Zingg am 2.12.1992 an Ihre Schwester Lina weitergeleitet und persönlich mit ihr gesprochen. Sie erklärte aber mir gegenüber spontan, dass sie an der Beerdigung ihres Vaters am 5.12.1992, 10 Uhr, in Vorderberg, nicht teilnehmen will.
> Ich bedaure, dass Lina von der Beerdigung Abstand nehmen will. Ich muss aber den höchstpersönlichen Entscheid von meiner Schutzbefohlenen respektieren. Ich finde es richtig, dass Sie zuerst uns angerufen haben, und dass ich selbst die Möglichkeit hatte, mit Lina zu reden.
> Zu Ihrer Orientierung möchte ich Ihnen abschliessend noch mitteilen, dass es zu meiner Aufgabe als Vormund gehört, die Vormundschaftsbehörde Zürich über den Hinschied von Herrn Hans Zingg zu informieren, damit die Behörde am Ort das Nachlassinventar bestellt.
> Mit freundlichen Grüssen
>
> Amtsvormundschaft Büro 17
> Edwin Gmür

Dem Brief folgt ein kleines Nachspiel. Emma muss sich – sie weiss es nicht mehr so genau – ans Telefon gesetzt und dem Vormund, vielleicht auch Frau Kobelt direkt, in ihrer bodenständigen Art ihre Meinung gesagt haben. Sie kann sich nur noch an die grosse Verzweiflung erinnern, dass es selbst bei Vaters Tod nicht klappen sollte mit einem Wiedersehen. Und wie sehr Lina am Grab von Hans gefehlt hat. Im Rechenschaftsbericht finden sich die behördlichen Sedimente des heftigen Wortwechsels: «Weil Lina sich weigerte, an der Beerdigung in Vorderberg/SG teilzunehmen, reagierten ihre Geschwister aufbrausend mit der Behauptung, Vormund und Logigeber halten Lina gegen ihren Willen zurück. Lina ist eine schwerstgestörte und depressive Frau. Sie erklärte mir gegenüber ausdrücklich, sie habe Angst vor ihren nahen Verwandten und sei dankbar, wenn sie von diesen nichts höre.»

Amtsvormund Gmür tröstet die geschmähten Pflegeeltern mit einer weiteren Erhöhung des Betreuungsgelds um 200 Franken. Das ist, so denkt er, im Vergleich mit anderen Pflegeplätzen, noch immer nicht übertrieben, zumal sich Lina dort ja bestens aufgehoben fühlt und die Kobelts sich grosszügig zeigen. «Lina geniesst des Öfteren die sonnigen Tage in der Tessiner Zweitwohnung von Familie Kobelt. Zur Benützung des öffentlichen Verkehrs besitzt sie ein Generalabo.»
Das Lob auf den Tessiner Zweitwohnsitz, wo Lina angeblich ein eigenes *Wöhnegli* hat, wird künftig zum festen Modulbaustein in den Rechenschaftsberichten. Auch wenn das schöne Bild vom Nichtstun im sonnigen Süden nur ein talentiert hingemaltes Trompe-l'œil der Schauspielerin Kobelt ist. In der Realität fährt Lina ins Tessin zur Arbeit. Und das *Wöhnegli* ist Teil einer Einlegerwohnung im Parterre, in den Hang gebaut, etwas eingequetscht zwischen Garage und Kellerräumen, ein Durchgangszimmer, das fensterlose Bad von der Garage her für alle zugänglich. Zudem darf Lina nur das halbe Zimmer bewohnen. Ein schwerer Vorhang trennt den Raum in zwei Hälften, die hellere ist als Praxisraum für die Herrin reserviert. Und Lina hat stets fein säuberlich aufzuräumen, so, als ob dort gar niemand wohne, erzählt sie später, denn immer mal wieder kommt es vor, dass der Raum für Gäste gebraucht wird, dann muss sie auch hier aufs Sofa ausweichen.
Emma versucht in den nächsten 20 Jahren ab und zu, auf gut Glück, wenn sie sich kräftig genug fühlt, Lina telefonisch zu erreichen. Es soll vor allem ein Zeichen sein, dass man sie nicht vergessen hat. Denn selbst

wenn Lina den Anruf direkt entgegennimmt, «da isch s'Frölein bi Kobelts», verstummt sie sekundenschnell, wenn Emma ihren Namen sagt. Ist Lina alleine vor Ort, erstarrt und schweigt sie, ansonsten ruft sie verschreckt nach Frau Kobelt. Dann fallen böse Worte. Maria Kobelt verhöhnt die schimpfende Emma, nie würden sie die Lina mehr kriegen, wenn diese je von ihr wegkomme, dann nur in die Psychiatrie. Und später behauptet sie frech, Lina würde nicht mehr bei ihr arbeiten. Was arbeitsrechtlich sogar stimmt.
Emma glaubt ihr kein Wort. Jedoch wird sie müde. Hat selbst eine kranke Pflegemutter im Haus, zum Hinfahren reichen weder Zeit noch Geld. Und auch nicht die Kraft.
Nur einmal noch, im Sommer 1995, als sie gemeinsam mit Werner und Tochter Margrit ein paar Tage Urlaub macht im Tessin, fahren sie kühn an die Via ai Monti. Und klingeln. Maria Kobelt traut ihren Augen nicht. Und rastet aus. Jagt sie mit wüsten Beschimpfungen davon, Erbschleicher seien sie, Schröpfköpfe und Schlimmeres. Lina bekommen sie nicht zu Gesicht.
In diesen Jahrzehnten ändern sich im Leben von Lina Zingg nur der Name des Vormunds und das Format der Rechenschaftsberichte. Edwin Gmür geht in Pension, es folgen drei Frauen mit kürzeren Amtsperioden. An Linas 60. Geburtstag versucht Werner noch einmal, seiner Schwester telefonisch zu gratulieren. Vergeblich. Seine Hoffnung, von der neuen Vormundin angehört zu werden, führt einzig zu einem weiteren Eintrag über diese penetrante Verwandtschaft, die sich derart uneinsichtig zeigt.
Im April 2007 fasst Emma sich ein letztes Mal ein Herz und ruft in Zürich an. Eine neue Stimme meldet sich, Monika Bodmer, mit der neuen Vormundin lässt sich reden. Emma darf die Geschichte ihrer Schwägerin erzählen, aufgeregt bemüht sie sich um eine adäquate Kurzform. Immerhin hört wieder einmal jemand zu, zudem hat Emma gehört, dass das Vormundschaftswesen unter Beschuss geraten sei, seit die Verdingkinder reden. Vielleicht wird die neue Vormundin den Fall nochmals überprüfen, sensibilisiert durch die laufende

öffentliche Diskussion und alarmiert durch das hartnäckige Beharren der Zinggs. Vielleicht wird sie den Stadtarzt aufbieten oder den Waisenrat, um eine kompetente Zweitmeinung einzuholen. Oder wird Lina für eine gewisse Zeit von der Pflegefamilie isolieren, um die Vorwürfe genauer zu klären. Und sowieso drängt sich beim Alter von Frau Kobelt, sie ist bereits 87, eine Planung von Linas Zukunft auf. Doch der kleine Hoffnungsfunke ist schnell erloschen. Wird erstickt von behördlichen Pendenzen und geringen Zeitkapazitäten. Und von vorgefertigten Fallkonstruktionen. In der Vormundschaft ist jeder Fall, der so problemlos läuft wie jener von Lina, ein guter Fall. Er spart Zeit und Geld. Anlass für Veränderungen, für kritische Fragen, für einen neuen Blick gibt es nicht. Schon gar nicht bei einer noch immer rüstigen Pflegemutter wie dieser, mit ihrer einnehmenden Art und ihrer Fürsorglichkeit. Im Sozialzentrum Selnau bleibt es weiterhin still.

VIII

Die Goldmarie – ein Millionengeschäft

Wann genau Maria Kobelt erkennt, dass sie sich mit Lina, dreht man die Sache nur richtig, eine eigentliche Goldmarie ins Haus geholt hat, ist schwer zu sagen. Lina ist, wie die schöne Marie in der Märchenwelt von Frau Holle, fleissig und freundlich, arglos und hilfsbereit. Sie macht, was man von ihr verlangt, sie hilft, wo Unterstützung gefragt ist, sie packt zu und tut das Ihre, widerspruchslos, genau wie das artige Mädchen im Märchen, das die Brote aus dem Ofen rettet, den trächtigen Baum von den reifen Äpfeln erlöst und die Kissen schüttelt, dass es eine wahre Winterfreude wird. Im Märchen wird die Goldmarie für ihre treuen Dienste mit Goldregen belohnt, Kobelts Neuinszenierung variiert diese Passage. Wohl soll das Mädchen arbeiten, jedoch ohne Lohn, und einen Geldsegen soll es auch geben, aber nicht von Frau Holle ausgeschüttet, sondern vom Staat, und nicht in die Taschen des braven Mädchens, sondern in den Beutel der geschickten Regisseurin. Skrupel kennt sie dabei keine, hat schon andere, nicht ganz lautere Geschäfte für sich verbucht. Gelegentlich erzählt sie davon, zum Beispiel von jenem Handstreich mit einem katholischen Priester, einem Italiener, der im Wallis eine Wohnung erwerben wollte. Sie stellte ihren Namen für den Handel zur Verfügung, ein kleines Liebespfand für den vom Zölibat und der Lex Koller gefesselten Freund, später aber hat sie die Wohnung, wider alle Versprechungen in Treu und Glauben, nicht zurückgegeben, sondern kurzerhand den eigenen Immobilien zugeschlagen.
Auch Lina Zingg bietet Potenzial für einen Beutezug, das begriff Maria Kobelt schon damals, als sie noch die Frau des Konzertmeisters Gauck war. Erst profitierte sie von der unbezahlten Arbeit, ergänzend dazu entwickelte sie laufend neue strategische Züge. Sie leitete die Invalidisierung ihrer Angestellten ein, trieb erfolgreich den Rentenantrag und später das Entmündigungsverfahren voran, versuchte die Vormundschaft über Lina zu bekommen. Als dieser Schritt misslang, konzentrierte sie sich auf die Erhöhung der Rente in eine Vollrente. Linas Bankkonto sollte erst mal wachsen, danach konnte man neue Forderungen stellen.

Zentral bei allen diesen Plänen ist ein einvernehmliches Zusammenspiel mit dem Vormund. Und im gewinnenden Umgang mit männlichen Autoritäten ist die charmante Psychologin, stets extravagant in wallende Gewänder gehüllt, bekanntlich geübt. Mit Unterstützung von Edwin Gmür erreicht sie – wie bereits erzählt – die erhoffte Vollrente, der Weg ist nun frei für neue Begehrlichkeiten. Erstmals fordert sie jetzt Gelder für ihre eigenen Leistungen, zuerst ein harmloses Feriengeld, 1200 Franken im Jahr, für die Tessiner Mussetage, dann macht sie Rückforderungen für Nebenkosten geltend, der Vormund zeigt sich für beides verständig. «Für zusätzliche Auslagen, wie z. B. Zahnarzt, Steuern, Kleideranschaffungen etc. entschädige ich Fam. Kobelt auf fünf Jahre zurück mit einem Betrag von 11 291.25. Inzwischen habe ich mit Fam. Kobelt vereinbart, eine monatliche Pauschalentschädigung von 190.– zu bezahlen. Frau Kobelt ist nämlich besorgt, Lina Zingg über jedes Wochenende nach dem Tessin in ihre Zweitwohnung fahren zu lassen, was zu zusätzlichen Auslagen führt. Lina Zingg gefällt diese Reisetätigkeit.»

Der wirklich grosse Schachzug ist natürlich der Coup mit der Umwandlung des Arbeitsverhältnisses in ein bezahltes Betreuungsverhältnis. Eine schriftliche Kündigung liegt nicht vor, und der Amtsvormund verzichtet auch auf den für private Pflegeplätze üblichen Unterhaltsvertrag, der die Leistungen definiert und Details regelt, wie zum Beispiel Ferien oder die regelmässige Abgabe von Taschengeld. Eigenes Geld bekommt Lina nie ausgehändigt, sie freut sich, wenn sie ab und zu, allerdings nicht etwa jedes Jahr, zu Weihnachten ein Hunderternötli unter dem schmucken Baum vorfindet. Vereinbart wird beim Vertragswechsel ohne Vertrag laut Bericht nur, dass Lina auch künftig mit leichten Haushaltsarbeiten im Hause Kobelt beschäftigt werden soll.
Bei der Invalidenversicherung lösen die neuen Verhältnisse vorerst Irritation und Fragen aus, die nächste Rentenüberprüfung bringt Widersprüche zutage. Eben hat der Vormund in der Standardbefragung noch be-

stätigt, dass bei Lina Zingg seit der letzten Revision keine Arbeitsausfälle und keine Veränderungen in der Gesundheit zu verzeichnen seien, und nun wird plötzlich von einer «therapeutischen Beschäftigung» in der Familie gesprochen.

> Sehr geehrter Herr Gmür
>
> Wir danken Ihnen für Ihre Angaben auf unserem Fragebogen für die Rentenrevision vom 29.7.86. Unter Punkt 2.3 des Fragebogens haben Sie folgenden Vermerk angebracht: therapeutische Beschäftigung im Haushalt. Wir bitten Sie uns mitzuteilen, ob es sich dabei um die Anstellung der Versicherten als Haushalthilfe bei der Familie M. Kobelt in Zürich handelt bzw. ob die Versicherte nur noch im eigenen Haushalt tätig ist.
> Falls Frau Zingg nicht mehr bei der Familie Kobelt angestellt ist, bitten wir Sie um Mitteilung, wann das damalige Anstellungsverhältnis aufgelöst wurde.

Umgehend klärt der Vormund über die Veränderung auf, betont, dass er das neue Arrangement für eine optimale Lösung halte. «Über diese Regelung bin ich froh, denn ich wüsste nicht, wohin Lina Zingg platzieren.» Dass es Mitte der 1980er-Jahre in Zürich keine Alternativen für Menschen wie Lina geben soll oder, besser, für Menschen, wie Lina angeblich einer sein soll oder geworden ist nach all den Jahren, stimmt allerdings nicht. Der wachsende Ausbau des Sozialstaats in der Schweiz hat eine ganze Reihe neuer stationärer Angebote geschaffen. Aber Edwin Gmür ist noch immer überzeugt, dass Lina, «die Schwachsinnige», in der für sie besten aller möglichen Welten lebt. Und dies erst noch zu günstigen Konditionen. Und so wird der Wechsel von der Angestellten zum Betreuungsfall ein schlanker Verwaltungsakt, von dem sogar die IV erst

auf Nachfrage hin erfährt, lautlos vollzogen im naiven Glauben eines Beamten, dass es bei diesem Arrangement nur Gewinner gibt.
Freuen über den Deal kann sich natürlich das Ehepaar Kobelt. Es hat weiterhin sein Mädchen für alles und zu allen Zeiten und kassiert auch noch dafür. Für die Kobelts kommt dieser Tausender zusätzlich im Monat gerade richtig, Maria Kobelt ist schon 63 und dabei, ihr Arbeitspensum langsam zu reduzieren, man bleibt nun öfters ein paar Tage länger im Tessin, geniesst die Sonne und Wärme im Süden.

Der in den Akten einst den Verwandten unterschobene «Geruchssinn für Renten und Vermögen» bringt das Ehepaar Kobelt also erfolgreich voran. Sein nächstes Ziel ist eine weitere Erhöhung von Linas Invaliditätsgrad. Die Erhöhung auf 90 Prozent ist nicht direkt wegen der Rente interessant, denn mit ihrer Vollrente bezieht Lina ja bereits das Maximum. Es steigen damit jedoch die Chancen, anschliessend erfolgreich eine Hilflosenentschädigung zu beantragen. Jene Zusatzrente, die dann – anders als das Betreuungsgeld, das von der Vormundschaft treuhänderisch von Linas Konto abgezogen und erst dann an den Pflegeplatz ausbezahlt wird – direkt der Pflegemutter als Leistungserbringerin überwiesen würde. Im Vorfeld der nächsten Rentenüberprüfung startet das Paar 1990 einen ersten Versuch. Die beiden operieren mit einer Doppelstrategie: Sie drängen den Vormund mit ihren Klagen über den überdurchschnittlichen Betreuungsaufwand zum entsprechenden Antrag und setzen ihre Hausärztin Nina Höchli ein, die in einem separaten Schreiben den desolaten Zustand von Lina medizinisch bestätigen soll. Die beiden spielen ihren Part jedoch nicht ganz so perfekt wie erhofft.
Zum einen will es mit den standardisierten ärztlichen Attesten nicht klappen. Der Fragebogen landet, wie schon vor zehn Jahren, bei Linas Gynäkologen, der etwas verärgert notiert, er wisse auch jetzt nicht über Linas Invalidität Bescheid, er kenne die Patientin noch immer nur aus seiner Fachperspektive und habe in der

fraglichen Zeitspanne einzig einen Polypen behandelt. Zudem verpasst es Linas Hausärztin Nina Höchli, die direkt angeschrieben wird, mit erstaunlicher Nachlässigkeit, den Bogen überhaupt auszufüllen. Vielleicht scheut sie sich doch ein wenig, so handfeste Fragen wie die nach Linas Selbstständigkeit beim Essen und Trinken, beim Gehen und Aufstehen oder beim Verrichten der Notdurft gemäss den Wünschen ihrer Freundin zu beantworten. Jedenfalls bleibt der Bogen über ein halbes Jahr auf ihrem Pult liegen, trotz mehreren Mahnungen, bis sie sich schliesslich aufrafft und ihn rudimentär ausfüllt. Die anzukreuzenden Felder direkt bei den Fragen lässt sie leer, kritzelt dafür eine Sammeldiagnose hin, die nebst der Oligophrenie, also dem verstärkten Schwachsinn, noch Linas Venenleiden, dann die Ödeme und Ekzeme und auch die Hämorrhoiden erwähnt, erstaunlicherweise aber mit keinem Wort die Diabetes und auch nicht die manisch-depressive Erkrankung, die doch in den IV-Dokumenten als Hauptdiagnose geführt wird. In der Rubrik Bemerkungen schliesst sie mit einem medizinisch unverfänglichen ärztlichen Attest: «Die Versicherte ist bei allen Entscheidungen auf die Hilfe Dritter angewiesen. Ihr Zustand hat sich nicht verändert, sie ist eher noch unselbständiger geworden und muss für die kleinste Verrichtung, die von ihr verlangt wird, genaueste Anweisung und Überwachung haben.»
Mit der ärztlichen Helferin läuft es also nicht ganz so rund wie erwartet. Und diesmal übernimmt auch Amtsvormund Gmür die ihm zugedachte Rolle nicht wirklich. Er hat zwar den Antrag gestellt, wohl auf Bitten der von ihm hoch geschätzten Frau Kobelt, jedoch schafft es der gewissenhafte Beamte dann doch nicht, den Fragebogen in ihrem Sinne auszufüllen. Die angefragten Kriterien zur Hilflosigkeit kreuzt er durchgehend mit Nein an. Und er bestätigt, dass der Gesundheitszustand über die letzten fünf Jahre unverändert geblieben sei. Seine unmissverständlichen Antworten führen schliesslich zur Ablehnung des Gesuchs: «Nach Angaben von Herrn Gmür liegt im vorliegenden Fall keine Hilfslosigkeit im Sinne des Gesetzes vor [...] Ihr

Leistungsbegehren muss deshalb abgewiesen werden.»
Der Negativentscheid scheint den Amtsvormund nicht sonderlich zu beschäftigen, er ist ihm in seinem Rechenschaftsbericht einen einzigen Satz wert, und er bekräftigt die Richtigkeit des Entscheids mit seinem eigenen Schlusssatz: «Wegen dem überdurchschnittlichen Betreuungsaufwand meldete ich sie für eine Hilflosenentschädigung an, welche mit Verfügung vom 29.7.1991 von der IV-Kommission abgelehnt worden ist. – Dank der guten Behandlung und Betreuung ist sie organisch gesund.»
Vormund Gmür wird ob der Drängelei der Kobelts jedoch nicht etwa misstrauisch. Im Gegenteil. Ihn scheint das schlechte Gewissen zu plagen. Für einen privaten Pflegeplatz mit einem derart hohen Betreuungsaufwand – und derart aufsässigen Verwandten im Nacken – ist Frau Kobelt unterbezahlt. Er erhöht deshalb in den nächsten vier Jahren die Entschädigung sukzessive, zwischen 1991 und 1994 steigt der monatliche Betrag um 600 Franken an, was einer Erhöhung von 66 Prozent entspricht.

Anfang Dezember 1992 stirbt Linas Vater. Lina bleibt der Beerdigung wie bereits erwähnt fern. Um den Nachlass und eine allfällige Erbschaft kümmert sich die Zürcher Vormundschaft. Konkret heisst das, die Behörde bittet in Vorderberg um das entsprechende Nachlassinventar. Es braucht mehrere freundliche Briefe, später eingeschriebene Mahnungen, die man ins schmucke Gemeindehaus schickt, bis Edwin Gmür schliesslich, über zwei Jahre später, von dort die kurze Antwort bekommt, dass kein nennenswertes Nachlassvermögen übrig bleibe. Und dass man, um Kosten zu vermeiden, die höher wären als die allfällige Erbschaft, auf die Weiterziehung an die nächsthöhere Instanz verzichte: «Total hatte er [Hans Zingg] beim Tode ein Nachlassvermögen von Fr. 27 000.–. Nachdem davon das Frauengut und der Erbanteil der Ehefrau abgezogen und die Todesfallkosten beglichen wurden, verblieb praktisch kein teilbares Vermögen mehr des Verstorbenen. Aus diesem Grunde wurde auf eine Teilung verzichtet und der Ehefrau das restliche Vermögen nach Abzug der Todesfallkosten (inklusive Grabstein) überlassen. Wir hoffen, Ihnen mit dieser Mitteilung zu dienen.»

In Zürich allerdings ist die Sache damit nicht erledigt. Denn Pflegemutter Kobelt ist nicht sehr erfreut, dass ihre Lina leer ausgehen soll. Da müsste doch noch etwas zu holen sein, das sich später auf eigene Konten umbuchen liesse. Sie bedrängt das Inventarsekretariat der Vormundschaftsbehörde mit hartnäckigen Anfragen. Mehrere Antwortscheiben belegen, dass sie sich kräftig ins Zeug legt, um zum enttäuschenden Bescheid aus Vorderberg die genauen Details zu erfahren. Bemerkenswert ist dabei, dass die Behörden auf ihre Anfrage überhaupt eintreten, denn als Pflegemutter hat sie weder das Recht noch einen Anspruch auf Einsicht in die privaten Papiere ihres Schützlings. Maria Kobelt aber erstreitet auch dies. Es wird ihr die Kopie des Grundbucheintrags zu Linas Elternhaus zugestellt, damit kann sie sich eigenhändig versichern, dass das kleine Heimetli der Zinggs wenig Wert besitzt und sowieso bereits Jahre vorher – wie bei Bauern so üblich – zu zahlbarem Preis vom Vater an den Sohn Werner verkauft worden ist. Im Begleitschreiben zu ihren Informationen bitten die Behörden die hartnäckige Fragerin eindringlich, sich doch telefonisch bei der zuständigen Beamtin direkt zu melden. Nach vier Monaten gibt Kobelt die Sache schliesslich auf. «Anruf von Frau Kobelt, Angelegenheit hat sich erledigt» steht unten als Handnotiz auf dem letzten behördlichen Antwortbrief.
Wirklich zur Ruhe gekommen ist die leidige Erbschaftsgeschichte jedoch nie. Maria Kobelt liess nämlich ihre Wut über die gescheiterte Erbschaft erbittert an Lina aus. Sie erzählte ihr, dass ihre Geschwister, zusammen mit Vaters neuer Frau, also das ganze habgierige Vorderberger Pack, sie um ihr Erbe geprellt hätten. Eine Ungeheuerlichkeit, die Lina so oft und so drastisch eingehämmert bekam, dass sie noch heute in ihrem Kopf weiterspukt. Wie ein Geist, der aus der Flasche schlüpft und sich, allen Erklärungen zum Trotz, zu Wort meldet. Auch noch 20 Jahre später flüstert er Lina ins Ohr, da

wäre doch noch etwas Geld für sie übrig gewesen, ganz plötzlich taucht er auf, bei einem Spaziergang oder im Gespräch beim Kaffee, wenn man auf Vorderberg zu sprechen kommt. Man kann dieses Flüstern auch als Phantomschmerz verstehen, bei einer Frau, die nicht nur um ihre Kindheit, sondern auch um ihre Familie und damit um das Haus ihrer Kindheit betrogen wurde, um die Rückkehr an den Ort ihrer ureigenen Wurzeln.

Doch zurück in die Anfänge der 1990er-Jahre. Auch ohne die erhoffte Erbschaft ist Linas Konto vorläufig am Wachsen. Dank der Rente. Und weil die Begünstigte ja nie dazukommt, Geld auszugeben. Ende Juni 1993 werden im vormundschaftlichen Rechenschaftsbericht 81 422 Franken ausgewiesen, von den Behörden klug angelegt bei seriösen Finanzpartnern, bei den Kraftwerken im Engadin etwa, wo Lina noch nie gewesen ist, oder im urnerischen Göschenen, wo sie stets vorbeifährt auf ihren Reisen ins Tessin, ahnungslos, dass die Bergler dort mit ihrem weissen Gold dafür sorgen, dass ihre Aktien die erhoffte Wertschöpfung abwerfen. Wie genau Frau Kobelt über Linas Kontostand Bescheid weiss, ist unklar. Aber sie kann rechnen. Und beginnt sich in der ihr eigenen Art um Linas Vermögen zu sorgen. Dies würde ja, sollte Lina plötzlich sterben, zurück ins Rheintal zu den verhassten Verwandten fliessen. Das gilt es zu verhindern. Und so kommt es, dass 1997, kurz vor Weihnachten, bei der Vormundschaftsbehörde in Zürich formal korrekt und vormundschaftlich nicht weiter hinterfragt, ein Testament in der Schirmlade hinterlegt wird. Es ist handschriftlich verfasst von Frau Lina Zingg, zusammen mit einem Zeugnis von Hausärztin Nina Höchli, die in medizinischem Fachjargon unmissverständlich klärt, dass eine vollständig entmündigte Person, die schwachsinnig ist, dennoch urteilsfähig ist, wenn es darum geht zu bestimmen, wer dereinst bei ihrem Ableben ihr ganzes Geld erben soll. Das Testament hat Lina zuvor von ihrer Herrin diktiert bekommen, und als Erbin hatte sie selbstverständlich ihre Frau Kobelt einzusetzen. Das hinterlegte Testament kostet Lina künftig 30 Franken im Jahr, das

ist die Verwaltungsgebühr für das Plätzchen in der behördlichen Schirmlade. Den kleinen Abzug nimmt die Alleinerbin in spe gerne in Kauf.
Parallel zu dieser testamentarischen Vermögenssicherung verfolgt Maria Kobelt die alte Strategie konsequent weiter, über Betreuungsgelder an Linas Geld heranzukommen. Nach dem Scheitern des ersten Antrags auf Hilflosenentschädigung wird das Ansinnen erneut, diesmal langsamer und sorgsamer verfolgt. Pflegetochter Lina wird den Behörden, aber auch im Freundes- und Bekanntenkreis als immer unselbstständiger und in der Betreuung aufwendiger vorgeführt. Als 1996 eine nächste Rentenüberprüfung ansteht, werden neue Fakten aufgetischt. Im ärztlichen Zwischenbericht der Hausfreundin Höchli wird nun erstmals offiziell von der Zuckerdiät gesprochen. Erst lässt die Ärztin die Anfrage der IV zwar wiederum über vier Monate liegen, dann rafft sie sich zu dieser den alten Status ergänzenden Diagnose auf: «Der psychische Zustand hat sich eher verschlechtert. Die Pat. ist zum Teil aggressiver geworden. Dazu diabetes mellitus. Die Pat. braucht Anleitung für jede Verrichtung und ist bei Entscheidungen auf die Hilfe Dritter angewiesen.» Diesen Bericht wiederholt sie bei der folgenden Überprüfung fünf Jahre später, jedoch sind dann die alten Diagnosen der Schizophrenie und der manischen Depression nicht mehr mit aufgeführt. Frau Dr. Höchli hat sie wohl vergessen. Und so ist aus der mannstollen, geisteskranken Lina eine aggressive, weiterhin schwachsinnige Diabetikerin geworden.
Das üble Spiel mit den wechselnden Diagnosen scheint niemandem aufzufallen. Die neu dazugekommene Diabetes jedoch ist für die Kobelts eine äusserst nützliche Diagnose; die Erkrankte muss Diät halten und entsprechend kontrolliert werden, dies erhöht den Betreuungsumfang. So liest man es denn auch im Rechenschaftsbericht von 2001, und es versteht sich von selbst, dass der Zusatzaufwand nicht kostenlos ist: «Nachdem wir das Kostgeld seit Jahren nie mehr angepasst haben, wurde in diesem Herbst eine entsprechende Kostgelderhöhung vereinbart. Das Kostgeld beträgt

nun seit Oktober 2500.– pro Monat inkl.», schreibt die zuständige neue Vormundin. Der grosszügige Aufschlag von 1000 Franken bei den Pflegekosten bringt Linas Finanzen jedoch ins Schlingern. Bereits mit der Erhöhung vor sechs Jahren ist ihr durch die IV-Rente angewachsenes Vermögen stetig am Schwinden: Seit damals übersteigen die Ausgaben die Einnahmen. Und nebst den Unterhalts- und Betreuungskosten kommen die kleinen Extras dazu, höhere Arzt- und Zahnarztkosten oder dann das Generalabonnement, das Lina braucht, um zwischen Zürich und dem Tessin hin- und herzupendeln. Für die Vormundin ist klar, dass die neuerliche Erhöhung des Betreuungsgelds nur mit die IV ergänzenden Zusatzleistungen finanzierbar ist: «Bedingt dadurch wurde Frau Zingg nun beim Amt für Zusatzleistungen angemeldet und seither wird ihr Lebensunterhalt mit der IV-Rente und den Zusatzleistungen zur IV bestritten.»
Maria Kobelt aber zeigt sich für ein paar Jahre zufrieden. Die Ablösung der Invaliden- durch eine Altersrente – Anfang April 2003 wird Lina 63 alt – braucht sie nicht weiter zu kümmern. Auf die an sie als Pflegemutter ausbezahlten Betreuungsgelder hat dies keine Auswirkungen. Jedoch hat die Strategin die Hilflosenentschädigung, diese letztmögliche Quelle der Bereicherung an Lina, selbstverständlich nicht aus dem Blick verloren. Aber diesmal kann sie warten. Bis die Negativbilanz in Linas Vermögen noch etwas prekärer wird. Dann wird unbestritten sein, dass die wachsenden Betreuungskosten zusätzliche Zahlungsquellen erfordern.

Im Jahre 2007 gibt es erneut einen Wechsel von Linas Vormundschaft. Die bereits erwähnte Monika Bodmer hat Linas finanzielle Lage schnell analysiert, das schwindende Vermögen, die kommenden Defizite, weil die AHV zusammen mit den Ergänzungsleistungen die alltäglichen Kosten nicht zu decken vermögen. Vermutlich denkt auch sie an eine Hilflosenentschädigung als möglichen Ausweg für Lina. Jedenfalls schreibt sie in ihrem Rechenschaftsbericht zur Periode 2008/09

weit ausführlicher als ihre Vorgängerinnen über Linas Gesundheit, führt an, dass das Mündel zunehmend vergesslich werde, dass sie Einkäufe nur noch in Begleitung machen könne, dass sie im Haushalt und Garten ebenfalls kaum mehr einsetzbar sei.
Anfang Februar 2010 ist es dann so weit, Monika Bodmer stellt bei der Invalidenversicherung einen Antrag auf Hilflosenentschädigung für ihr Mündel. Sie kennt Lina nun knapp drei Jahre, hat sie, gemäss den Berichten, einmal an ihrem Pflegeplatz in Zürich besucht. Der Antrag wird, wie am Schluss vermerkt, im gemeinsamen Gespräch mit Lina und ihren Pflegeeltern ausgefüllt. Lina braucht gemäss diesen Angaben Hilfe beim An- und Ausziehen morgens und abends, besonders mit ihren Stützstrümpfen. Teilweise muss sie auch gestützt werden, will sie aufstehen oder absitzen, sie muss überwacht werden bei der hygienischen Reinigung, braucht Unterstützung beim Haarewaschen und Föhnen, beim Duschen und Abtrocken, beim Pflegen der Nägel, aber auch beim Herstellen gesellschaftlicher Kontakte. Und sie benötigt, wegen ihrer Diabetes, strenge Kontrolle über ihre Diät und bei der Medikamenteneinnahme. Man kann und darf sie also nicht alleine lassen, sie ist dauernd und regelmässig auf eine lebenspraktische Begleitung angewiesen. Die Wirklichkeit sieht bekanntlich anders aus: Lina wird bis zum Tag ihrer Befreiung regelmässig während mehrerer Tage alleine gelassen, ob im Tessin oder in Zürich, sie hat dann ihre langen To-do-Listen abzutragen, sie ist trotz ihrer durch Untergewicht ausgelösten Schwäche auf der Strecke Locarno–Zürich stets alleine unterwegs, sogar am Tag ihrer Befreiung wird sie per Bus und Bahn ihrer Herrschaft nachreisen, die bereits tags zuvor in einem Zürcher Hotel abgestiegen ist. Davon wird Lina später erzählen, und die mitgeführten Stempelkarten belegen ihre Berichte.
Im Rechenschaftsbericht schreibt Monika Bodmer, dass sich der Betreuungs- und Pflegeaufwand in den letzten Jahren, aber besonders seit 2007, erhöht habe, deshalb sei der Unterstützungsantrag notwendig geworden. Wiederum sind es die Mitarbeitenden der

IV, die kritisch nachfragen, weil sie Unstimmigkeiten in der Darstellung der Krankheitsentwicklung entdecken. Zum Beispiel diese seltsame Zäsur im Jahr 2007, als alles sehr viel schlimmer geworden sei, ohne dass die diagnostischen Hintergründe dafür Erklärungen liefern. Sie schicken ein an Lina persönlich gerichtetes Schreiben mit einem weiteren Fragebogen, zugestellt an die Adresse der Pflegefamilie:

> Guten Tag Frau Zingg
>
> Da die uns zur Verfügung stehenden Informationen für die Einschätzung der Hilflosigkeit nicht ausreichen, benötigen wir von Ihnen ergänzende Angaben. Wir bitten Sie, uns auf dem beigelegten Fragebogen mitzuteilen, seit welchem Zeitpunkt (Monat /Jahr) und in welcher Art (genaue Beschreibung) Sie bei den alltäglichen Verrichtungen regelmässig auf erhebliche Hilfe angewiesen sind.
> In welchen der nachstehenden alltäglichen Lebensverrichtungen sind Sie auf erhebliche Hilfe angewiesen? Was ist im 2007 medizinisch vorgefallen?

Lina hat das Schreiben vermutlich gar nie zu sehen bekommen. Der zugestellte Fragebogen wird wiederum von den Pflegeeltern ausgefüllt, sie setzen die Kreuze in die vorgezeichneten Felder und ergänzen die Angaben, identisch zum ersten Mal, wie sie es kurz vorher im Büro der Vormundin in Zürich bereits einmal getan haben. Sekretär Simon schreibt, und Maria setzt ihre schwungvolle Unterschrift mit dem österreichischen Schriftschnörkel darunter. Schon ist der Bogen wieder unterwegs zur IV-Stelle an die Röntgenstrasse mitten in Zürichs altem Arbeiterquartier. Dass der fragliche Einbruch von Linas Gesundheit nicht mit medizinischen Vorgängen, sondern mit dem Wechsel in der Vormundschaft zu tun hat, dass also die neue Vormundin

Bodmer umgehend benutzt wird, um dem Drama mit Lina neuen Schub zu verleihen, bleibt dort also, trotz kritischer Nachfrage, verborgen.
Gleichzeitig versucht die IV – gemäss den gesetzlichen Vorschriften – die Frage mit einem weiteren Arztzeugnis zu klären. Die Beschaffung des notwendigen Arztberichts ist eine weitere kleine Groteske im Fall von Lina Zingg. Frau Dr. Höchli, die Doktorin ohne Doktortitel, ist nämlich inzwischen 86 Jahre alt. Ihre Praxis hat sie längst aufgelöst, und seit drei Jahren hat sie auch keine Bewilligung mehr dafür. Entsprechend schwierig gestaltet sich die Suche nach der alten Ärztin für das gewünschte Attest. Die Fragen der IV, ob man nicht vielleicht eher von einem «schleichenden Verlauf der Verschlechterung» ausgehen müsse und davon, «dass die Hilfe nicht bei allen Verrichtungen seit demselben Datum regelmässig und erheblich geworden sei», landen, verschieden adressiert, allesamt als unzustellbar wieder auf dem Tisch der Sachbearbeiterinnen. Doch sie bleiben hartnäckig, selbst als sie vom Sozialzentrum Selnau endlich Meldung bekommen, dass Lina Zingg eine neue Aufenthaltsadresse im Tessin habe und ihr neuer Arzt ein Dr. med. Flavio Patucci in Locarno sei. Schliesslich ist der neue Arzt für ihre Fragen nicht zuständig, wie sollte dieser denn auch wissen, was 2007 mit Lina Zingg genau geschah. Also suchen sie weiter nach der alten Hausärztin, nehmen telefonisch Kontakt mit Frau Kobelt auf, die offenbar, so verraten die Aktennotizen, selbst eine kleine Weile braucht, um die Adresse ihrer alten Freundin beizubringen. Schliesslich wird ein neues Schreiben an Frau Dr. Höchli ausgeschickt, man bittet noch einmal in behördlicher Höflichkeit um den ersuchten Arztbericht: «Wir gestatten uns, Sie an diese Pendenz zu erinnern und darauf hinzuweisen, dass die Invalidenversicherung ohne Ihren Bericht zum Leistungsbegehren nicht Stellung nehmen kann.» Endlich, vier Monate nach der ersten Anfrage, trifft der ersehnte Bericht bei der Invalidenversicherung ein. Die umfassend notwendige Hilfe wird rundum bestätigt, auch die explizit erfragte tägliche Hilfe beim Aufstehen, beim Sich-Hinsetzen

und Hinlegen. Im für die Diagnose ausgesparten Feld steht diesmal wieder die manische Depression, ergänzend dazu, wie beim letzten Mal, die Geistesschwäche und die Diabetes mellitus. Die Angaben werden als Resultat einer Untersuchung ausgegeben. Ob diese tatsächlich stattgefunden hat, darf bezweifelt werden, Lina erinnert sich nicht.
Dass dieser Bericht mit seiner vorangegangenen Odyssee von der IV so fraglos akzeptiert wird, ist umso bemerkenswerter, als ihn auch sonst ein paar Augenfälligkeiten zieren. Zum Beispiel ist er nur mit einer nackten Unterschrift gezeichnet, der Praxisstempel fehlt. Mindestens so auffällig ist die Handschrift der betagten Ärztin, zittrig und krakelig und schwach, und es wimmelt von orthografischen Fehlern. Die Wörter sind nicht zu Ende geschrieben, die Gross- und Kleinschreibung ein zufälliger Buchstabentanz. Man ist verführt, die Schlussbemerkung der Ärztin, «Zustand wird zunehmend schlechter», weniger auf Lina als auf die Schreibende selbst zu beziehen. Eine Lesart, die sich durch Recherchen bestätigen lässt: Die Ärztin ist damals bereits an Demenz erkrankt und stirbt wenige Jahre später.
Die vier Sachbearbeiterinnen der Invalidenversicherung, die in diese verfahrenstechnische Schnitzeljagd involviert sind, sind wohl einfach erleichtert, dass der Bericht nun vorliegt, ein letztes Puzzleteil, das es erlaubt, die Pendenz endlich abzuschliessen. Zehn Tage später liegt die Verfügung im Sozialzentrum vor: Es wird eine Hilflosenentschädigung mittleren Grads verfügt, rückwirkend auf anderthalb Jahre, das ergibt künftig einen monatlichen Beitrag von 570 Franken zusätzlich und eine sofortige Nachzahlung von 10 870 Franken. Das Geld wird vorerst auf Linas Konto einbezahlt, die regelmässigen Beiträge sollen später Frau Kobelt als Leistungserbringerin direkt überwiesen werden.

Später, nach Linas Befreiung, als Emma und Werner sich durch die dicken Akten durcharbeiten, wollen sie ihren Augen nicht trauen, als sie entdecken, dass Maria Kobelt ihre Lina nicht nur ohne Lohn arbeiten liess, sondern dass die Dame auch noch Unsummen an Betreuungsgeldern kassierte. Sie sind schlicht fassungslos. Eine solche Dreistigkeit hat Emma ihrer Widersacherin nun doch nicht zugetraut. «Das hätte ich nicht gedacht», wiederholt sie im Gespräch immer wieder. Irgendwann später, in einer ruhigen Stunde, holt sie die Akten und einen Stift und studiert mit akribischer Genauigkeit die Abrechnungen, schreibt die Beiträge, die Maria Kobelt seit 1984 als Betreuungsgeld für Lina kassiert hat, peinlich genau heraus. Und rechnet zusammen. Sie kommt auf eine Summe von annähernd 570 000 Franken. Nimmt man den über das halbe Jahrhundert ertrogenen Lohn noch hinzu, zeigt sich: Lina war als Goldmarie zu gebrauchen, ein echtes Millionengeschäft.

IX

Ein Leben hinter dem Vorhang

Das Ehepaar Kobelt verlässt im Oktober 1993 die teure Loge an der Murwiesenstrasse und zieht zurück an die Rötelstrasse, in eine Dreizimmerwohnung ein paar Häuser von der alten Villa entfernt. Maria Kobelt ist über 70, ist noch immer als Therapeutin tätig, hat ihren Lebensmittelpunkt inzwischen aber ganz nach Locarno verlegt. Früher ist Lina ihren Herrschaften im selben Pendelschlag nachgereist, halbe Woche hier, halbe Woche dort. Dabei darf sie nur in Ausnahmefällen im Auto mitfahren, eine solche Nähe ist dem Paar zu intim. Zudem ist der Rücksitz von Hündin Xenia, später von Rex belegt. Selbst dies ist für den Pedanten Simon, der die Hygiene über alles stellt, noch Herausforderung genug, immerhin lässt sich der penetrante Mundgeruch der Hunde mit Tabletten auf ein erträgliches Mass reduzieren. Später dann, mit der zunehmenden Verschiebung des Hauptwohnsitzes in das Tessin, wird das zeitgleiche Pendeln beendet. Lina reist nun nur mehr alle zwei oder drei Wochen nach Zürich, und zwar immer dann, wenn ihre Herrschaft nicht dort ist. Sie erledigt die nötigen Putz- und Waschaufgaben und kehrt anschliessend nach Locarno zurück.

Dort leistet sie Dienst unter erschwerten Umständen – unter dem Diktat sich ständig wandelnder esoterischer Heilslehren und Diäten. Im Wirtschaftsraum, ein Vorratsraum hinter Linas Zimmer und der Garage, herrscht ein äusserst kompliziertes Regime. Er ist Hoheitsgebiet von Hausvorstand Simon. Seine wachsende Angst, sich selbst, seiner Frau oder auch dem Hund mit schlechten Nahrungsmitteln zu schaden, führt zu einem ausgeklügelten Nahrungsmittelmanagement. Für den Hund wird spezielles Fleisch eingekauft, das vakuumiert, eingeschweisst und tiefgekühlt werden muss. Das tägliche Brot für den Eigenbedarf backt Simon aus Sicherheitsgründen selbst, mit einer eigenen Körnermischung. Diese verschiedenen Körner lagern im Kellerraum, sind separat abgepackt und unterliegen einer wöchentlichen Kontrolle des Ablaufdatums. Gebrauchte Ware muss auf die Einkaufsliste gesetzt und ersetzt werden. Auch der Wasser- und Getränkevorrat ist einem aufwendigen Controlling unterstellt. Das Paar fürchtet nämlich eine atomare Katastrophe, aber auch einen Weltuntergang, immerhin mit Rettung von Auserwählten, zu denen sie sich selbst zählen. Sie haben sich deshalb ausreichend mit Vorräten eingedeckt, in den Regalen des Wirtschaftsraums lagern rund 300 Liter Mineralwasser. Es gehört zu Linas Aufträgen, diese Flaschen regelmässig umzustapeln, die neuen nach unten, die älteren nach oben. Ist das Ablaufdatum überschritten, muss dies der Herrschaft gemeldet und die Ware ausgeschieden werden, der Ausschuss ist ein Versäumnis von Lina, zur Strafe hat sie die fraglichen Flaschen die Treppen hoch auf die Dachterrasse zu tragen und als Giesswasser auszuschütten. Hausherr Simon ist in diesen Fragen ein pingeliger und ungeduldiger Chef.

Natürlich hatte auch Simon einst andere Träume von seinem Leben. Sein Versuch, sich nach einer langen Lebenskrise ökonomisch selbstständig zu machen, damals, beim Neustart mit Maria Gauck, ist fehlgeschlagen. Er hatte sich für teures Geld eine Mora-Platte gekauft, ein von einem hochrangigen Scientologen entwickeltes Therapiegerät. Dieses soll bei Patienten sogenannte Störschwingungen auffangen und sie durch Erzeugung entsprechender Gegenschwingungen abschwächen oder löschen. Die Bioresonanztheorie mit den falschen Schwingungen ist mit dem scientologischen Modell der Engramme – eine Art geistige Störfelder, die gelöscht werden können – eng verwandt. Die Therapie verspricht besonders bei Allergien, Neurodermitis und Asthma einen Heilerfolg, allerdings gibt man zu, dass sie nicht in jedem Fall helfen könne. Im Gegensatz etwa zu L. Ron Hubbard, dem Urvater der Scientologen, der mit seiner Dianetik völlige Heilung in Aussicht stellt.

Simon also plante eine eigene Praxis für Bioresonanztherapien und fand in seiner neuen Gefährtin eine interessierte Partnerin. Auch Maria Gauck war esoterischen und alternativen Lehren seit je zugetan, hatte schon mit ihren Kindern Gläser gerückt, um brennende Fragen zu beantworten, hat später die Gläser durch das Pendel ersetzt, ist nach Seelisberg gepilgert, um sich Vorträge und Meditationen des weltberühmten Maharishi Mahesh Yogi anzuhören, war zwischenzeitlich auch mal fasziniert von den Schamanen und ihren schützenden Verbindungen zu den Ahnen und ist schliesslich später, im hohen Alter, überzeugt davon, die Reinkarnation einer Pharaonin zu sein. Ob sie Simon damals, in den späten 1970er-Jahren, bei seinem Start in eine eigene therapeutische Tätigkeit tatsächlich unterstützt hat oder ob sie in ihm vielleicht eher eine künftige Konkurrenz witterte und sein Unterfangen entsprechend torpedierte, bleibt ihr Geheimnis. Geklappt hat es jedenfalls nicht mit dem Praxiserfolg. Und so kam Simon mit seinem therapeutischen Wissen und seinem Mora-Gerät vor allem im innerfamiliären Rahmen zum Zug.

Erschwerend für Linas Alltag ist der Umstand, dass Simon sich schon früh vor ihr zu ekeln beginnt. Er schneidet ihr zwar die Haare, all die Jahre – denn beim Coiffeur könnte sie ja reden –, eine kurze, eckige Herrenfrisur, hässliche Fetzen. Es rupft und er sticht sie während des Schneidens. Sonst aber hält er sich von dieser Frau so fern wie nur möglich. Und er setzt denn auch durch, dass Lina nicht mehr am familiären Tisch mitessen darf. Eine einschneidende Veränderung. Es bedeutet für Lina nicht nur den radikalen Ausschluss vom sozialen Leben im Haus, sondern verkompliziert auch ihre Dienste am Tisch. Um während der Mahlzeiten möglichst unsichtbar zu bleiben, gilt es, was immer möglich bereits vor dem Essen auf den Tisch und den Servierwagen aufzutragen: die täglich frisch gewaschenen Servietten, dann alle Schüsselchen und Schälchen, für jeden Gang das eigene Geschirr und Spezialbesteck, das Töpfchen für den Abfall rechts, das Pillendöschen links des Tellers. Und wehe, das Salz verirrt sich einmal auf die falsche Seite, dann gibt es Ärger. Und manchmal auch Schläge, später, unerwartet, etwa wenn Lina zurückkommt und sich bei den Herrschaften nach weiteren Wünschen erkundigen will.

Simons Abneigung wird im Laufe der Jahrzehnte immer grösser. Und er sieht keinen Anlass, dies zu verbergen. Manchmal, wenn Maria sich über ihre Dienstmagd ärgert, rät Simon: «Wirf sie doch weg.» Und Maria meint unglücklich: «Aber ich brauche sie doch.»

Linas Arbeitstag in Locarno beginnt früh, zwischen sechs und sieben Uhr. Sie steigt von ihrem Zimmer die Treppen hoch, zur Herrschaftswohnung, macht für sich ein kleines Frühstück, gemäss strenger Diät, Marmelade und Honig sind längst vom Speisezettel gestrichen, dann beginnt sie mit leisen Hausarbeiten, aufräumen vom Vorabend, lüften, Tische putzen, Frühstücksvorbereitungen für den späteren Service auf der Terrasse. Um neun Uhr wünschen die Herrschaften ihr Frühstück serviert. Danach wird abgewaschen, der Vorplatz gefegt, zusammen mit Simon das Menü für den Mittag geplant, es wird Gemüse geholt im Keller und ausgependelt, dann heisst es rüsten und kochen. Fest ins Vormittagsritual eingebaut ist das Reinigen der verschiedenen Terrassen. Die eine, die auf zwei Seiten an die Wohnung anschliesst, ist überdeckt, ist erweiterter Wohnraum mit grossem Esstisch, einer Couch und dem Fernseher für das abendliche Entspannen. Und eine Treppe höher lädt die riesige Dachterrasse auf über 100 Quadratmetern Fläche zu Sonnenbad und Panoramablick. Da heisst es fast das ganze Jahr über Tische und Stühle abwaschen, aufstellen, Sitzkissen ausschütteln und Sonnenschirme aufspannen. Und giessen. Denn Maria Kobelt liebt Blumen. Überall hat sie ihre Kübelpflanzen aufgestellt, auf dem Vorplatz, verstreut auf der Terrasse, aber dann vor allem hier oben, so nah am Himmel, ein kleiner Paradiesgarten voller exotischer und einheimischer Blumen. Riesige Töpfe und Kübel stehen hier, mit prächtigen Oleandern, Hortensien, mit Bougainvilleen und Rhododendren, dazwischen Margeriten und Geranien und immer mal wieder Sträucher von Immergrün. Zusammen mit Simon ist Lina zuständig für die Wässerung dieser Gartenidylle, sie steigt über die metallene Treppe hoch auf das Dach, zapft das Wasser via Schlauch in die Giesskannen und hilft mit, all die Pflanzen in der brütenden Tessiner Hitze zu pflegen. Und selbstverständlich ist es ebenfalls Lina, welche die verblühten Blüten abzwickt, die welken Blätter aufsammelt, noch bevor sie hartnäckig mit den Bodenplatten verkleben.

Während des Mittagessens, das meist auf der Terrasse serviert wird, hat Lina in der kleinen Küche auf weitere Befehle zu warten. Der Esstisch steht am äussersten Ende der weitläufigen Terrasse, auch das vermutlich ein Teil der Ekelprävention des Hausherrn, so ist die hantierende und wartende Lina ausser Sicht- und Hörweite. Dass sie damit auch ausser Rufweite ist, nimmt man in Kauf, dies lässt sich mit technischer Unterstützung lösen. Man installiert einen elektronischen Summer in der Küche, mit Anschluss im Salon und auf der Terrasse. Ein kurzes Sirren bedeutet, dass der Nachschlag oder der nächste Gang zu servieren ist, zweimal in Folge dagegen, dass die Herrschaften satt sind und wünschen, dass die Tafel abgeräumt wird. Sind Gäste da, hat Lina auch nach dem Essen wartend zur Verfügung zu stehen. Sie darf die Küche nicht verlassen, jedoch stricken, häkeln, ab und zu ein Mandala nach Vorlage abmalen, das hat die Herrin ihr erlaubt.

An den Nachmittagen beschäftigt sich Lina mit dem gewaltigen Wäscheberg, den die Kobelts in ihrem zwanghaften Hygienewahn täglich produzieren. Die Waschmaschine ist fast ununterbrochen am Werk, auch hat Lina ihre Wäsche längst streng getrennt von jener ihrer Herrschaft zu erledigen. Der Schmutz dieser Idiotin, wie Simon nun manchmal sagt, darf auf keinen Fall mit seiner Herrenwäsche in Berührung kommen.

Und so wundert es nicht weiter, dass Linas *Wöhnegli* schon bald einmal zum Bügelzimmer wird. Hier hantiert sie mit dem dampfenden Eisen, meistens abends, wenn die Küche fertig aufgeräumt ist und ihre Herrschaft sie nach unten schickt, um für den Rest des Abends bei ihrem Spiel- oder Fernsehgenuss ungestört zu sein. Ausdauer und Geduld erfordern vor allem die unzähligen Hemden des Hausherrn, er wechselt sie mindestens einmal täglich, sie alle müssen perfekt gebügelt werden, mit gestärktem Kragen und ohne den geringsten

Knitter, nirgendwo. Lina hat die Hemden danach in den Schrank zurückzuhängen, in vorgeschriebenem Abstand, so lassen sie sich bequem auf Falten hin überprüfen. Manchmal bügelt Lina auch untertags, dann, wenn sie im Hintertreffen ist, weil sie ein paar Tage in Zürich gewesen oder sonst nicht dazugekommen ist. Allerdings ist sie dann gleichzeitig Springerin auf Abruf. Sie weiss, wenn das Telefon auf ihrem Tischchen – ein Zweitanschluss zur Kobelt'schen Nummer – leise klickert, dann wird oben am alten Hauptapparat die Wahlscheibe gedreht, ein Zeichen, dass sie gebraucht wird und sofort kommen soll. Einzig am Wochenende ist Bügeln tagsüber verboten, dann wird Lina oben in der Herrschaftswohnung im Bereitschaftsdienst erwartet, den ganzen Tag. Schliesslich braucht das Ehepaar Erholung und hat öfters mal Gäste, die es zu bedienen gilt.
Nicht selten bügelt Lina auch bis tief in die Nacht. Dann, wenn die Hemden und die wallenden Kleider fertig sein müssen, weil die Herrschaften für ein paar Tage nach Zürich oder sonst wohin verreisen. Oder umgekehrt auch dann, wenn Lina ihre Putzreise nach Zürich vorbereitet und für das Paar alles so ordnet, dass die beiden ein paar Tage ohne sie auszukommen vermögen.

Dies berichtet Lina von ihrem nie enden wollenden Bügelfrondienst. Oder vom Putzen. Und sie betont immer wieder, wie schwierig es gewesen sei, die Herrschaften während ihrer Dienste nur ja nicht zu stören. Eine eiserne Regel, deren Missachtung sofortige Strafe zur Folge hatte. Dabei gibt sie sich solche Mühe, die Kunst des unsichtbaren Dienens zu perfektionieren. Sie weiss genau, was an unerledigter Arbeit noch ansteht, packt jeweils die Chance einer kurzen Abwesenheit ihrer Herrschaft, um die Wohnung mit dem Staubsauger zu reinigen, den Vorplatz zu kehren, vor deren Rückkehr und bevor das Auto wieder geparkt sein wird. Zwischenfälle lassen sich dennoch nicht vermeiden. Lina erinnert sich, wie sie das Staubsaugen unterbricht, um die Herrin nicht im Mittagsschlaf zu stören, dabei das

Kabel ausgerollt liegen lässt und eine Küchenarbeit dazwischenschiebt und Frau Kobelt dann aufsteht, vielleicht etwas schlaftrunken in den Salon hereinschlurft und über das Kabel stolpert. Nicht eigentlich schlimm, jedoch schlimm genug, dass die Herrin nach Simon schreit und Lina bei ihm denunziert, sie habe dies absichtlich getan. Für einmal widerspricht Lina der bösen Unterschiebung, sie ist empört, aber dann holt das Paar, um die Wahrheit zu ermitteln, das ständig einsatzbereite Pendel. Und Lina hat wie immer keine Chance, sie wird der Lüge überführt und entsprechend bestraft. Diesmal mit einem Schlag ins Gesicht, in anderen Fällen ist es der Knauf des Spazierstocks, den sie zu spüren bekommt, oder aber, und das ist neu, es wird ihr ein Heftpflaster auf den Mund geklebt, den bösen Lügenmund, damit wird sie für ein paar Stunden zum Bügeln nach unten in ihr Zimmer geschickt und bekommt kein Essen. Sie darf sich vom Pflaster erst dann befreien, wenn man sie wieder nach oben ruft.

Der zugeklebte Mund ist real, aber er ist auch Metapher für das immer straffer geführte Kommunikationsverbot, dem Lina unterstellt ist. Dies gilt auch dann, wenn sie tage- oder wochenlang alleine ist. Sie, die sonst als *s'Frölein bi Kobelts* ihre Telefondienste erledigt, darf in dieser Zeit keine Anrufe entgegennehmen. Wenn möglich, werden diese nach Zürich umgeleitet; ist das Paar sonst wo unterwegs, muss sie den Apparat einfach klingeln lassen. Ausser der Anruf wird durch ein einmaliges Klingeln im Voraus angekündigt, dies ist das Signal, dass Simon selbst anruft und sie sucht, sei es, dass er etwas braucht von ihr, das sie umgehend zur Post bringen muss, oder aber, dass er die Heimkehr des Paars ankündet. Manchmal ruft er auch einfach so an, ohne vorheriges Signal, um sie in ihrem Gehorsam zu prüfen. Nimmt Lina den Anruf aus Versehen an, dann schweigt er in die Leitung, und Lina weiss nicht, ob sie jetzt reden darf oder soll, ob sie besser schweigt oder zu erklären sucht, warum ihr der Lapsus passiert sei.
Auch das Öffnen der Wohnungstüre ist seit jenem folgenschweren Verwandtenbesuch – im Sommer 1975

in Zürich – tabu. Ebenso mögliche Kontakte zu den Nachbarn. Lina ist nicht unglücklich darüber, weiss sie doch, dass schlimme Gerüchte über sie kursieren. Dass sie ein triebhaftes Mannsweib sei. Und aggressiv noch dazu. Unvergesslich ist ihr, wie ihre Herrin sie einmal geschlagen hat, zufällig beobachtet von einer Nachbarin. Maria Kobelt fackelt nicht lange, dreht den Kampfspiess um, eilt zur Nachbarin, es sei Notwehr gewesen, Lina werde immer aggressiver, lässt sich das alles von ihr schriftlich bestätigen und informiert die ganze Nachbarschaft über die schlimme Entwicklung ihres Pflegefalls. Mit einem ausführlichen Schreiben, von dem sie auch Lina in Kenntnis setzt.
Die Kampagne wirkt. Obwohl sie eigentlich überflüssig ist. Lina hat das Reden längst verlernt. Aber ihr Gehorsam kostet sie im Herbst 1993 fast das Leben. Die Kobelts sind mehrere Wochen abwesend, die erwähnte Nachbarin soll Linas Anwesenheit kontrollieren, das geht auch aus der Ferne, über die Mauer und über den Zaun hinweg. Lina erkrankt in diesen Tagen an einem schlimmen Ödem, das sich zu einem Infekt auswächst. Erst in elendiglichem Zustand wagt sie, die Nachbarin zu informieren, die dann einen Arzt ruft. Viel Zeit wäre ihr nicht mehr geblieben, meint der Arzt erschrocken, wochenlang liegt Lina dann allein in Locarno im Spital. Niemand besucht sie, denn niemand ist informiert.
Wenn Lina heute davon erzählt, wirkt ihre Stimme brüchig. Sie zeigt die braune Verfärbung ihrer Wade, als unbestechliches Zeugnis, damit man ihr auch wirklich glaubt.

Zu diesem Vorfall gibt es übrigens einen Akteneintrag im Rechenschaftsbericht der Zürcher Vormundschaftsbehörde, schliesslich kam dort ja irgendwann eine Spitalrechnung ins Haus geflattert. Allerdings lässt Herr Amacker, Edwin Gmürs kurzzeitiger Nachfolger, sich nicht vom zuständigen Arzt direkt informieren, sondern übernimmt die Version von Frau Kobelt, und die ist, wie zu erwarten, geschönt: «Wegen akuter Gliederschmerzen musste Lina Zingg im Oktober 1993 notfallmässig für einige Tage ins Spital eingewiesen werden.

Im Allgemeinen ist sie wieder bei guter organischer Gesundheit.»

Bessere Tage gibt es für Lina immer dann, wenn die kleine Vera, die krausköpfige Enkelin, im Sommer zu ihren Grosseltern in die Ferien kommt. Dann öffnet sich der unsichtbare Kerker einen Spalt breit, und die Freiheit blinzelt herein. Vera freut sich besonders auf Simon, ihren Ziehvater, und auf ihr einstiges Kindermädchen, fühlt sich diesem näher als der mächtigen und in ihren Launen wechselhaften Oma. In ihren Tessiner Tagen hält sie sich dicht an Lina, die Zuverlässige, an diejenige, die ein bisschen Zeit hat und meist tut, was sie sich wünscht. Die beiden sind öfters gemeinsam unterwegs, spazieren mit dem Hund zum nahen Wald, gehen ins Städtchen zum Bummeln oder zum Baden an den See. Als die kleine Vera grösser wird, fällt ihr auf, wie sich der Ton der Grosseltern im Umgang mit Lina verschärft, wie er herrischer wird, reduziert auf Befehle und Tadel. Ab und an fliegt auch ein Löffelchen hinter Lina her, dann, wenn sie wieder einmal etwas aufzutischen vergessen hat. Simon hält sich dabei eher zurück oder wirkt als verstärkendes Echo seiner Frau. Das Kind Vera vermisst zudem die in die Küche verbannte Lina am familiären Esstisch. Sie spürt deren Einsamkeit und wünscht in kindlicher Solidarität immer mal wieder, unten im Parterre bei ihr schlafen zu dürfen. Die Kobelts dulden dies ab und zu, erfreut sind sie nicht.
Vera ist bereits Anfang Pubertät, als es zu einem Eklat kommt. Lina begleitet Vera ins Freibad, die beiden verpassen den Zeitpunkt der Heimkehr, weil Vera mit ihren Kopfsprüngen nicht aufhören und Lina dazu nicht Nein sagen mag. Eine halbe Stunde zu spät treffen sie an der Via ai Monti ein. Dort herrscht hysterische Panik. Maria tobt vor Wut und schreit, Simon schreit mit. Die beiden Badelustigen versuchen, sich zu erklären, Lina entschuldigt sich immer wieder, erfolglos, Maria schlägt zu und verpasst ihr eine fette Ohrfeige. Die junge Vera ist fassungslos und erschüttert. Sie stellt sich an Linas Seite und will nicht mehr weg von ihr, sie isst mit

ihr in der Küche, schläft unten auf dem Sofa, verweigert das Liebkindspiel, mit dem die Oma sie aussöhnen will, und all dies tut sie auch am nächsten und übernächsten Tag. Vera will Lina beschützen, fasst sich ein Herz. «Du bist gemein zu Lina», sagt sie ihrer Oma in ihrer kindlichen Art direkt ins Gesicht. So kommt es zum vorläufigen Ende. Oma Kobelt bestellt Veras Mutter zu sich, sie soll die freche Tochter umgehend abholen, und das Kind werde erst dann wieder bei ihr willkommen sein, wenn es sich bei ihr entschuldigt habe.
Es dauert dann ein paar Jahre, bis Vera diese Kröte schluckt. Aber sie möchte ihren Ziehvater wiedersehen, ihre Oma und Lina, ihre Nanny von früher. Als sie sie dann wiedersieht, findet sie Lina vollkommen verändert vor. Abgemagert, die Haare matt, der Schnitt noch strenger als früher, in alte Kleider gesteckt. Der Ton ihrer Grosseltern ist noch bissiger geworden, man schreit Lina an, reisst ihr die Dinge buchstäblich aus der Hand, nur geschlagen wird sie diesmal nicht, zumindest nicht vor Veras Augen. Vera versucht immer mal wieder, sich der veränderten Lina zu nähern, doch diese ist abweisend und verschlossen, zieht sich schnell in die Küche zurück. Und die Grosseltern sind eifrig bemüht zu verhindern, dass die Enkelin mit Lina alleine sprechen kann, dafür zeigen sie sich mit Geschenken und Unternehmungen äusserst spendierfreudig. Vera ist überfordert, weiss nicht, wie sie Lina helfen kann, zieht sich für die nächsten Jahre von den Grosseltern zurück, wird erst viel später, als junge Frau und selbst Mutter geworden, zusammen mit ihrer Familie wieder bei Oma und Simon vorbeischauen, als Feriengäste in der mittleren Wohnung, das ermöglicht eine gewisse Distanz.
Es gibt noch eine Bekannte der Kobelts, die über Linas Lebensumstände in diesen Jahren zu berichten weiss. Pia Amacher lernt Maria Kobelt Mitte der 1990er-Jahre kennen. Auch sie ist Patientin, die Therapeutin Kobelt hilft ihr aus einer schweren Krise. Das Patientenverhältnis dauert anderthalb Jahre, ist ein Erfolg und Pia die 10 000 Franken Behandlungskosten durchaus wert. Danach entwickelt sich eine private Freundschaft. Pia

ist öfters Gast im Hause der Kobelts, erlebt dort ihre verehrte Therapeutin als wohlhabende, strahlende Diva, die ihren charismatischen Glanz auch in den Privaträumen zu halten vermag. Maria Kobelt inszeniert sich dabei als von adeliger Abstammung, ihre Familie verfüge über mehrere Landgüter, Geld spiele keine Rolle. Pia zeigt sich beeindruckt vom kleinen Landschlösschen auf dem Ölgemälde, das im Salon über dem Esstisch hängt und das angeblich jenen Teil des alten Familienbesitzes zeigt, in dem Maria aufgewachsen ist. Dass Marias Vater, der Reichsbahnangestellte, der dann später auf Maria schoss und Suizid beging, damals mit seiner Familie dort nur zur Miete wohnte, in einer eher kleinen Wohnung, und dass das Bild nicht auf der Staffelei eines familiären Hofmalers entstand, sondern, gegen ein bescheidenes Honorar, von einem finanziell ausgebrannten Künstler ab Fotografie abgemalt wurde – das alles erfährt die Besucherin erst Jahre später, als der Zufall sie mit einer von Marias Töchtern zusammenbringen wird. Vorerst geniesst Pia ihren Status als Freundin des Hauses, empfindet ihrer Retterin gegenüber grosse Dankbarkeit, ist geschmeichelt, in den Privatkreis dieser psychologisch und spirituell begabten Frau aufgenommen zu werden. Maria Kobelt ihrerseits weiss sich als weise Heilerin zu inszenieren, als Auserwählte, eingebettet in den geheimnisvollen Glaubenskult einer spirituellen Elite, gefördert und getragen von einem schamanischen Führer, dessen Bild ebenfalls im Wohnzimmer hängt. Simon, ihren Ehemann, präsentiert sie lobend als ihren «Göttergatten», einen exklusiven Gentleman, nur für sie da, ihre grosse und einzigartige Liebe. Er selbst hält sich bei den Besuchen vornehm bedeckt, zieht sich nach dem gemeinsamen Mahl bald einmal zurück und überlässt die Frauen ihrer Zweisamkeit.

Lina wird bei diesen Auftritten ihrer Chefin die Rolle einer stark behinderten Hausangestellten zugewiesen. Man habe sie in die Familie integriert, habe sie sozusagen adoptiert und weit über ihr tatsächliches Potenzial hinaus zu einer Hilfe im Haus erhoben. Sie sei stark eingeschränkt, sei triebhaft und mannstoll, habe mit ihrem Exmann geschlafen und auch mit dem Briefträger. Lina sei schwierig, zerstöre immer wieder wertvolle Dinge, sie lüge und brauche eine enge Führung. Der zuständige Arzt aber sei sehr beeindruckt, wie sehr die Schwerbehinderte dank Marias Einsatz und ihrem pädagogischen Händchen sozialisiert worden sei, dies hätte der Arzt bei einer derart starken Behinderung nie erwartet. Sie habe hier Aussergewöhnliches geleistet, so lobt sich Maria gleich selbst vor ihrer neuen Freundin.

Für Pia ist Lina eine irritierende Erscheinung. Sie wirkt stark verunsichert, sonderbar steif, in ihrem Körper verstossen und ungewandt im sprachlichen Ausdruck. Wenn sie das Telefon bedient, dann antwortet sie stets stereotyp wie eine unbeholfene Sekretärin. Herzliche Begrüssungen und den Versuch freundschaftlicher Umarmungen wehrt sie ab, roboterartig macht sie ihren Dienst, ohne irgendwelche Kontaktversuche, immer auf der Flucht zurück in die Küche. Selbst als Pia während ein paar Jahren zum regelmässigen Gast im Hause wird und gelegentlich auch Urlaub in der Gästewohnung macht, verändert sich dieses Verhalten nicht. Lina bleibt verschlossen, reagiert nicht auf die Einladung, zum Kaffee dazuzusitzen und bei den mitgebrachten Torten oder dem Tiramisu ebenfalls zuzugreifen. Als Pia ihre Freundin Maria direkt auf das befremdliche Verhalten anspricht, reagiert diese überlegen souverän, so sei sie eben, diese Lina. Simon, der Göttergatte, pflegt manchmal bei Pias Besuchen einen kühlen, harschen Umgangston mit Lina, reagiert oft impulsiv und sogar jähzornig. Maria nimmt dann jeweils die Rolle der gönnerhaften Vermittlerin ein. Lina, so beobachtet Pia, scheint vor Maria grossen Respekt zu haben, sitzt jedoch der Hausherr Simon ebenfalls mit am Tisch, wird sie nervös und verängstigt.

In den Rechenschaftsberichten dieser 1990er-Jahre ändern sich, wie schon beschrieben, einzig die Namen der Verfasserinnen. Regelmässig wird die sehr herzliche Beziehung zwischen dem Ehepaar Kobelt und seiner Schutzbefohlenen gelobt, das Paar habe Lina «im eigentlichen Sinne adoptiert», schreibt eine Vormundin, und die Kobelts würden die Behörden stets über alles Wichtige auf dem Laufenden halten. Mit zu den stereotypen Berichtsbausteinen gehört die Feststellung, dass es keine akuten gesundheitlichen Probleme gebe, dass Lina noch immer im Haushalt mithelfe, dass sie sich öfters im Tessin aufhalte, manchmal als Feriengast, dann wieder wird sie zur nicht weiter definierten Pendlerin. Im Herbst 2001 besucht die Zürcher Vormundschaft Lina im Tessin, es ist, vertraut man den Rechenschaftsberichten, das erste und einzige Mal. Lina erzählt verächtlich von dieser grotesken Inszenierung. Die Kobelts befehlen ihr, sich schön anzuziehen, erst führt man die schicken Wohnungen vor, lässt Lina ihr *Wöhnegli* zeigen, dann geht man zum Essen aus, in eines der Stammlokale, lässt sich vornehm bedienen, Lina darf dabei sogar im Auto mitfahren, und ein Dessert bekommt sie auch. Danach schickt man sie zu Fuss schon mal vor, zurück nach Hause, die Herrschaften bleiben noch ein wenig, sie haben mit der Vormundin noch Papierkram zu erledigen. Im Rechenschaftsbericht findet sich dann, wie zu erwarten, viel Lob über die herzliche und verständnisvolle Integration und über die Grosszügigkeit der Wohnverhältnisse: «Wir haben Frau Zingg im Herbst 2001 im Tessin besucht und sie zeigte uns voller Stolz ihre kleine Wohnung [...] Dort hat sie ein eigenes kleines Reich mit Schlafzimmer, Wohnraum und eigenem Badezimmer und in Zürich hat sie nur ein eigenes Zimmer.»

Im Jahre 1998 packen die Kobelts noch einmal eine grosse Veränderung an. Sie verlassen die Rötelstrasse in Zürich endgültig, geben die Dreizimmerwohnung dort auf und kaufen sich in der Nähe eine Eigentumswohnung. Es sind grosszügige anderthalb Zimmer, ein zusätzliches, separates Zimmer im Tiefparterre wird zum Praxisraum. Auch mit ihren 78 Jahren mag Therapeutin Kobelt nicht auf ihr machtvolles Wirken in Zürich verzichten. Inzwischen arbeitet sie auch mit Handauflegen, mit Hypnose und Karmarückführungen, bietet unter Einsatz von viel Weihrauch Geistheilungen an. Dafür, aber auch, um ihre Notvorräte zu sichern, suchen die beiden hier an der Limmat einen unkündbaren Ort, der nur ihnen gehört. In ihren Kellerräumen lagern sie ihre Schätze, vor allem Wasser und Nahrungsmittel in Büchsen für den Notfall. Der grosse Raum ihrer neuen Wohnung wird aufgeteilt in eine Wohn- und eine Esszone und der hintere Teil abgetrennt mit einem Vorhang; dort richtet sich das Paar seine Schlafecke ein. Und wenn Lina so alle 14 Tage kommt, zum Reinigen des neuen Domizils, schläft sie im düsteren Praxisraum, wie üblich auf dem Sofa.

Die Jahrtausendwende hätte theoretisch auch für Lina eine Wende bringen können. Erstmals findet man im Rechenschaftsbericht zu dieser Periode ein neues Themenmodul: *Abgabe an einen privaten Betreuer.* Dahinter verbirgt sich ein veränderter Umgang in der Mandatsführung von Vormundschaften und Verbeiständungen. Dic Bchörden sollen vermehrt überprüfen, ob es nicht sinnvoll und möglich wäre, ein Mandat in eine private Beistandschaft zu überführen. Mit dieser Einbindung von Freiwilligen in die Begleitung von Mündeln – gegen eine kleine Entschädigung – könnte emotionale und geografische Nähe zu diesen gewonnen werden. Und bei der Amtsvormundschaft liessen sich die Fallzahlen etwas reduzieren. Lina könnte also, anstelle ihrer Amtsvormundin, die sie kaum je sieht, eine private Person als Beistand bekommen. Vielleicht hätte sich dadurch, über das wachsende Vertrauen bei einem gemeinsamen Zoobesuch oder einem Einkaufsbummel, ihre Isolation langsam aufweichen lassen. Doch auch diese Tür geht zu, bevor sie erst richtig geöffnet wird. Da Lina ja bereits, privat platziert, optimal aufgehoben sei, müsse man eine bessere Betreuung gar nicht erst in Betracht ziehen, so der Rechenschaftsbericht: «Eine Abgabe an einen privaten Betreuer erscheint uns nicht sinnvoll. Lina Zingg ist mit der Betreuung durch die Familie Kobelt sozial gut integriert.»

Im Frühling 2007 wird eine neue Vormundin, die schon erwähnte Monika Bodmer, für Lina zuständig. Sie hat

einen etwas anderen Blick auf den Fall als ihre Vorgängerinnen. Erstmals findet man in ihrem Rechenschaftsbericht eine persönliche Aussage zu Lina, die sich nicht stereotyper Bausteine bedient: «Sie hört gerne Musiksendungen im Radio oder schaut fern. Sie malt auch sehr gerne Bilder und hat darin eine offensichtliche Begabung.» Im zweiten Amtsjahr will sie ihre Schutzbefohlene im persönlichen Umfeld kennenlernen und kündigt einen Hausbesuch an. In Zürich, denn für sie ist Lina eine Zürcherin mit Tessiner Zweitdomizil. Es ist der erste Besuch in der Eigentumswohnung an der Seminarstrasse, wo die Kobelts nun schon seit zehn Jahren wohnen. Auch diesmal will der Besuch gut vorbereitet sein, er ist für die Pflegeeltern besonders delikat, denn man hat ja ein kleines Platzproblem, es fehlt ein Zimmer für Lina. Doch die Zimmerfrage lässt sich lösen. Geschickt führt man der Vormundin eine potemkinsche Zimmerflucht vor: Hinter einem Vorhang würden sich die verschiedenen Schlafräume verbergen, selbstverständlich auch einen für Lina, so macht man ihr weise. Im entsprechenden Rechenschaftsbericht kann man später dann lesen, Lina habe in Zürich ihr eigenes Zimmer, sie habe ihr beim Hausbesuch «stolz die ganze Wohnung gezeigt».
Auch Monika Bodmer lässt sich demnach innerhalb kurzer Zeit in den Kobelt'schen Bühnenzauber einbinden. Und scheint die ganz andere Geschichte Linas, die Emma ihr beim Mandatsantritt erzählt hat, damals am Telefon, längst vergessen zu haben. Bereitwillig und aufmerksam hört sie sich die Klagen der bald 90-jährigen Frau Kobelt und ihres so viel jüngeren Gemahls über den Zerfall ihres gemeinsamen Schützlings an, und rapportiert entsprechend in ihrem Rechenschaftsbericht darüber. Und vergisst auch Linas Geisteszustand nicht zu erwähnen: «Wegen geistiger Behinderung kann Lina im persönlichen Gespräch auf einfache Fragen mit Ja und Nein antworten.» Am Schluss hält sie fest, dass Lina zunehmend auf Hilfe angewiesen sei. Ahnungslos, dass sie damit einem gut durchdachten Drehbuch folgt. Bald danach wird sie den erfolgreichen Antrag auf Hilflosenentschädigung einreichen.

Weniger gut hinters Licht zu führen sind jene Menschen, die näher in den Kobelt'schen Alltag hineinblicken können. Die nicht nur für ein Vorzeigestündchen an der Seminarstrasse oder der Via ai Monti auf Stippvisite sind. Pia Amacher, die ihre ehemalige Therapeutin nach wie vor schätzt und bewundert, kommt nach längerer Pause, wahrscheinlich im Jahr 2004, wieder einmal zu Kobelts auf Besuch. Sie logiert zusammen mit ihrer Partnerin in der Gästewohnung. Es wird ein angespanntes Treffen. Mit offenen Streitereien zwischen den Kobelts und Lina. Maria leidet an den Folgen ihrer Netzhautablösung, ihre Sehkraft schwindet, sie wird fragiler, verletzlicher, die inszenierte Fürsorge für Lina fällt weg. Sie klagt ihrer Freundin, dass Lina nun gar nichts mehr auf die Reihe kriege und auch nicht mehr alleine reisen könne. Simon nörgelt ebenfalls andauernd an Lina herum, alles, was sie tut, ist falsch oder ungenügend. Entgegen dem expliziten Wunsch der Gäste wird Lina nicht zu Kaffee und Kuchen an den Tisch eingeladen. Beim nächsten Besuch des lesbischen Paars kommt es schliesslich zum Bruch. Der herrische und despektierliche Umgang der Kobelts mit Lina ist inakzeptabel geworden. Der Versuch, die Misere direkt anzusprechen, scheitert. Pia und ihre Freundin verlassen die Via ai Monti für immer. Ein Jahrzehnt später wird Pia Lina – nach ihrer Befreiung – zufällig begegnen, im Kinderzoo in Rapperswil. Und wiederum ist sie schockiert, aber diesmal im guten Sinne. Denn dass diese gepflegte, redefreudige Frau da vor ihr mit ihrem unternehmenslustigen Blick tatsächlich Lina sein soll, ist für sie ein unfassbares kleines Wunder.
Auch Enkelin Vera, inzwischen erwachsen, die gelegentlich mit Mann und Kindern bei ihren Grosseltern absteigt, bleibt die prekäre Zuspitzung nicht verborgen. Aber die alten Fäden zu ihrer Kinderfrau sind gerissen. Lina ist unerreichbar, die Küche ihr Rückzugsort, wie eine Schildkröte in ihren Panzer zieht sie sich dorthin zurück, wann immer es möglich ist. Oma Maria und Ziehvater Simon zeigen sich ihr und ihrer Familie gegenüber noch immer warmherzig und grosszügig, sie geniessen ihre Urenkel. Vera entschliesst sich, vorerst

zu schweigen. Ein erneuter Bruch wäre für alle schwierig, zumal es schon zu viele Konflikte gibt.
Marias Kinder, mit Ausnahme von Klaus, dem Ältesten, haben kaum noch oder längst keinen Kontakt mehr mit ihrer Mutter. Eine Wahrheit, die Mama Kobelt gerne verschweigt und beschönigt. Oder mit Lügen überkleistert. Zum Beispiel, als die Vormundin Bodmer sie auf die Zukunft von Lina ansprechen will, jetzt, wo die Kräfte beider Frauen, Pflegemutter und Pflegetochter, langsam am Schwinden sind. «Von den leiblichen Kindern von Frau Kobelt wurde schon jetzt die Zusage gemacht, dass sie sich wenn nötig um Lina Zingg kümmern und sie bei sich aufnehmen würden», so lesen die Töchter später im Rechenschaftsbericht. Mit grossem Erstaunen, denn weder ihre Mutter noch die Vormundin haben je mit ihnen über solche Pläne geredet. Man ist längst eine ganz und gar zerbrochene Familie, und wenn man sich mit der Mama trifft, zu einer Feier, einem runden Geburtstag, dann in einem noblen Hotel. Und selbstverständlich ohne Lina. Wenn dann die aufmüpfigste der Töchter, Maria, das Tabu dennoch aufbricht und es wagt, ihre Mutter auf Lina anzusprechen und auf den harten Umgang mit ihr, von dem ihre Nichte erzählt hat, gibt es heftigsten Streit. Und es droht ein erneuter Beziehungsabbruch.
Dadurch gerät die von aller Welt verlassene Lina in eine noch prekärere Einsamkeit. Gleichzeitig nehmen die Ansprüche und Bedürfnisse ihrer alternden und zunehmend isolierten Herrschaft ständig zu. Die langsame Erblindung der Herrin ruft nach Omnipräsenz des Hausmädchens. Die Wohnung wird mit neuen Klingeln aufgerüstet, die Dachterrasse blindengerecht umgebaut und mit einer Dusche ausgerüstet, damit die sehschwache Maria weniger Treppen steigen muss. Und während die Herrschaften im Salon oder auf der Veranda dinieren, darf Lina nicht mehr wie früher schnell noch die Betten im Schlafzimmer richten, sie muss nun durchgehend in der Küche warten, jederzeit für einen Einsatz bereit.
Auch der Hygienebedarf nimmt weiter zu. Die Kobelts duschen inzwischen mehrmals am Tag, jedes Tuch ist

nach einmaligem Gebrauch zu waschen, Waschmaschine und Tumbler laufen pausenlos. Simon sieht sich genötigt, bei diesen Wäschebergen auch mal selbst anzupacken, und er spart dabei nicht mit abschätzigen Kommentaren, dass diese Lina nun wirklich zu gar nichts mehr tauge. Neuerdings muss Lina ihm die gebügelten Hemden im Stapel vorlegen, sie werden gezählt und wie üblich auf Knitter kontrolliert, Fehler werden buchhalterisch in einem Punkteheft notiert und mit Strafen aufgerechnet.

In den letzten Jahren der Kobelt'schen Herrschaft wird der Kontrollwahn immer grotesker. Zu den Allergien, den wirklichen und den befürchteten, zu allen anderen Ängsten kommen neue Krankheitsphobien hinzu. Im eigenen Haus hat man alles einigermassen im Griff, geht man aber aus, muss man sich vorsehen. Simon nimmt jeweils von allen Speisen kleine Proben mit nach Hause, dort werden sie ausgependelt und mit dem Mora-Gerät in ihren Schwingungen umgepolt. Anschliessend müssen die Proben von der gefährdeten Maria gegessen werden, die gewandelten Speisen sollen eine verspätete allergische Reaktion verhindern.
Simon fühlt sich inzwischen ganz und gar verantwortlich für die Gesundheit seiner Frau, vermeldet an einer ihrer Geburtstagsfeiern, dass sich dank seinem Wissen und seiner Achtsamkeit die Anzahl Allergien bei ihr von 35 auf 17 hat reduzieren lassen. Er wird sozusagen zur lebenden Krankenakte seiner Maria, kennt alle Werte und Daten, fährt sie zur Darmspülkur nach Deutschland und für die Makula-Therapie ins appenzellische Heiden. Und selbstverständlich kontrolliert er auch das Dienstmädchen Lina, denn er setzt sie zunehmend als Krankenwächterin ein. Es muss streng geprüft werden, ob sie die therapeutisch indizierten Massnahmen zum Wohle der Herrin auch wirklich einhält und nicht zum Risikofaktor wird.
Aber auch Lina selbst, ihr Körper, rückt noch enger in den Fokus dieser Kontrollmanie. Er ist ein möglicher Krankheitsträger, bedeutet reale Gefahr. Und so kommt es, dass, wenn Lina an einer Erkältung leidet

oder sich bei ihr über eine Fieberblase eine Grippe ankündigt, ihr der Zutritt zur herrschaftlichen Wohnung rigoros verboten wird. Pflegen muss sie sich dann ganz alleine. Ein Glück, kommentiert Lina beim Erzählen, war ich fast nie krank, und quittiert die Sache mit dem für sie so typischen, leicht schiefen Lächeln.
Und mit ins Kontrollsystem gehört natürlich Linas erfundene Diabetes, die angeblich einen besonderen Aufwand erheischt. Die Kobelt'sche Therapie gerät, wie schon berichtet, zu einem Nahrungsmittelentzug, der immer rigider und in der letzten Periode lebensgefährlich wird. Normale Mahlzeiten sind aufgehoben, Lina muss, will sie essen, um Erlaubnis bitten, die Rationen werden immer karger, noch einseitiger, eine Scheibe Brot mit etwas Butter, eine kleine Tomate, ein Stückchen Käse. Süssigkeiten sind tabu, heimliche Naschereien werden systematisch ausgeschlossen. Das neue Konfitürenglas für das herrschaftliche Frühstück etwa darf erst dann aus dem Keller geholt werden, nachdem das alte direkt am Tisch als leer beglaubigt wurde.
Erklärt wird ihr die Hungerkur damit, dass sie sonst noch schlimmer erkranke und dann zu gar nichts mehr zu gebrauchen sei. Für Lina eine Art Todesdrohung. Denn was soll mit ihr werden, wenn man sie dereinst nicht mehr brauchen kann! Ihre Diabetes wird so zum Todesengel, der ständig über ihr schwebt. Und vielleicht ist dies sogar der heimliche Wunsch ihrer Herrschaft. Dass Lina dünner und dünner wird und eines Tages – bevor sie irgendwo Geheimnisse auszuplaudern beginnt – einfach lautlos an Erschöpfung stirbt und so aus ihrem Leben entschwindet. Fragt man Lina heute nach dem Hunger in diesen Jahren, zuckt sie wie so oft mit ihren Schultern. Die 14 Kilogramm Untergewicht zum Zeitpunkt ihrer Befreiung sind Antwort genug.

Als lebensbedrohlich entpuppt sich für Lina noch eine andere schwelende Veränderung in ihrem Alltag. Die frühere Balance des untrennbar verketteten Ehepaars Kobelt erlebt in der Altersphase eine schleichende Destabilisierung. Mit für Lina unabsehbaren Folgen. Denn die wachsenden Konflikte verformen sich in gefährliche Projektionen auf Lina und werden immer öfters in Streitereien mit ihr ausagiert. Um diese prekäre Entwicklung des alternden Paars, ihre wachsende Krise besser nachzuvollziehen, sei als Schlüssel noch einmal ein Stück Wissenschaft herangezogen: die Dissertation eines Psychologen, eingereicht 1980 an der Universität in Zürich. Eine Studie zu Paaren mit grossem Altersunterschied, Fallstudien, erhoben mit Tiefeninterviews und dem Rorschachtest. Da finden sich zur Paardynamik der beiden ein paar aufschlussreiche Beobachtungen – die Kobelts haben damals, zwei Jahre nach ihrer Heirat, selbst an der Studie teilgenommen, sind also als Paar erfasst. Maria wird als «phallische Frau» beschrieben, «die mitmenschliche Beziehungen vor allem als starke, überprotektive und betreuende Mutter lebt», die sich «unter massiver Zuhilfenahme von Verleugnung, Schönfärberei und Idealisierung forciert» anpasst, als jemand, die «Minderwertigkeitsgefühle, Verstimmungen und Aggression, die die Umgebung stören könnten, kaum zulässt». Simon dagegen wird als ein Mann mit «Defektheitsgefühlen, Selbstunsicherheit und erschwertem Realitätsbezug im sozialen Umfeld» bezeichnet, als Mann mit bisexuellen Verunsicherungen und «depressiven Verstimmungen», der ein «starkes kindliches Bedürfnis nach Schutz, Zärtlichkeit, häuslicher Wärme» hat. Als Paar funktionieren die beiden gemäss den Evaluationen in einer ausgeprägten Rollenpolarisierung von Pflegerin und Pflegling, sie in «überlegener therapeutischer Haltung», die sich versteckt «hinter einer grosszügigen Helferhaltung», Simon, der 24 Jahre jüngere Mann, übernimmt den Part des Pfleglings, der seine eigenen inneren Defekte über die Dominanz seiner Frau kompensiert und im Gegenzug dafür «seine praktischen Fähigkeiten zur Verfügung stellt». Damals stritt das Paar gemäss seinen eigenen Aussagen nur dann, wenn Simon «in seiner explosiven Art das Dienstmädchen und den Hund anfuhr», nie aber, wenn sie alleine waren. Lina wird diese Paardynamik später konzis auf den Punkt bringen: Er, Simon, habe doch nur zugeschaut, er sei ja immer mit ihr gewesen, «was sie ist, das ist auch er».

Rund 30 Jahre später ist dieses Rollensetting gründlich durcheinandergeraten. Die halb erblindete Maria wird mehr und mehr zum Pflegling, eine gebrechliche alte Dame, die sich am Arm ihres weit jüngeren Mannes und mit einem tastenden Stock durch die Welt suchen muss und dabei auch noch von Lina immer abhängiger wird. Umgekehrt verlässt ihr über Jahrzehnte therapeutisch gelenkter Göttergatte die Rolle des Pfleglings und übernimmt zunehmend die eigentlich ihr zustehende Mutterrolle. Ein heikler Rollentausch für das symbiotische und zunehmend isoliert lebende Paar. Die beiden geraten immer öfters aneinander, es kommt zu bösen und giftigen Streitereien, natürlich nicht selten, wenn es um Lina geht und um die Beanspruchung ihrer Dienste. Das Dienstmädchen gerät zwangsläufig in die Schusslinie dieser Dynamik, sie wird für das Paar entweder zum Blitzableiter oder zum Streitobjekt in der Frage ihrer Verfügbarkeit.
Diese Dreiecksdynamik ist für Lina gefährlich. Zumal sie sich mit krankhaft wachsendem Misstrauen verbindet. Man bezichtigt sie immer häufiger der Falschheit und bösartiger Lügen. Lina hat dazu ein ganzes Repertoire an schlimmen Erfahrungen, die bereits erzählte Geschichte mit dem Staubsaugerkabel ist nur eine von vielen. Ein anderes Mal etwa will sie ihre Herrin vor dem Regen warnen, der in das offene Verdeck eines geparkten Kundenautos tropft, und kassiert dafür, wohl weil sie in eine therapeutische Sitzung platzt, einen schreienden Anwurf, dass sie spinne. Ein anderes Mal wird ihr der Diebstahl eines Konfitürenglases untergeschoben, was sie bestreitet, danach folgt der übliche Wahrheitsbeweis mit dem Pendel. Und das Pendel hat immer recht.
Die Bestrafungs- und Misshandlungsrituale werden immer ausgeklügelter. Maria Kobelt gefällt sich als strafende Meisterin, die je nach Tageslaune Art und Ausmass der Bestrafung bestimmt und sie meist selbst umsetzt. Sie ist es, die mit der Hand zuschlägt, mit dem Stock, die Lina an den Haaren reisst, sie am Kopf packt und schüttelt, die ihr die Pflaster über den Mund klebt oder überraschend Giesswasser über den Kopf schüt-

tet und die sie manchmal zur Einnahme von Tabletten zwingt, was rasende Kopfschmerzen zur Folge hat. Sie führt das Strafzepter, Simon schaut zu, wird allerdings auf ihr Geheiss hin selbst aktiver Komplize. Zum Beispiel bei jenen Strafen, welche die im Alter gebrechlichere Maria nicht mehr selbst handhaben kann. Etwa wenn es darum geht, Lina in ihren Kleidern kalt abzuduschen, von Kopf bis Fuss, und sie dabei zu hindern, ihr Gesicht wegzudrehen. Dies übernimmt Simon. Anschliessend hat die Bestrafte jeweils innerhalb von Minutenfrist umgezogen und trocken zur Fortsetzung ihres Dienstes wieder anzutreten. Von sich aus aber wird Simon nie gewalttätig.
Maria Kobelt ist jedoch nicht nur eine strafende Königin der Nacht, sie inszeniert in ihrem neurotischen Gespinst von Schuld und Sühne auch Versöhnungsrituale. Oft wird Lina nach einer Strafaktion zur Versöhnung gerufen, Frau Kobelt lädt sie in ihr Schlafzimmer ein, da hat sie eigens eine Kerze für Lina angezündet. Sie reicht ihr die Hand, versichert ihr, dass sie all dies eigentlich gar nicht tun möchte, es sei Linas Verhalten, das sie dazu nötige. Dann hat Lina sich zu entschuldigen. Und um ihre Bedienstete im Kampf gegen das innere Böse zu unterstützen, dichtet die Herrin ein massgeschneidertes Morgengebet, das Lina in den letzten Monaten ihres Martyriums täglich vor ihrer Herrin zu rezitieren hat.

Guete Morge Maria,
Hüt mach ich üs en schöne Tag
wil ich gärn dä Friedä mag.
Genau so wie ich mich benimm
chunnt's z'ruck zu mir
mit vielem Gwünn.
Drum bin i liäb
und bliib gärn da
damit ich's schön im Läba ha.

Lina tut, was man ihr sagt. Sie ist unendlich weit davon entfernt, diesem Sadismus irgendetwas entgegenzusetzen. Es gibt sie nur mehr in einer seltsamen Art von symbiotischer Verbindung mit ihren Peinigern geht es diesen schlecht, wird es auch ihr schlecht gehen, will sie sich retten, muss sie die Übeltäter schützen. In der Fachwelt ist diese paradoxe Zuneigung der Opfer zu ihren Peinigern als Stockholm-Syndrom bekannt, weil man das Phänomen erstmals bei einer Geiselnahme in Stockholm beobachtet hat und es später in Gewaltbeziehungen wiederentdeckt. Lina ist existenziell abhängig und gleichermassen bedroht von ihren Missetätern. Sie hat die schlimme Paradoxie sehr wohl erkannt und kurz nach ihrer Befreiung auch genau benannt. «Wenn das so weitergegangen wäre mit Frau Kobelt, hätte es vielleicht bald keine Lina mehr gegeben. Dann hätte ich immer weniger putzen können, am Schluss vielleicht nur noch ein einziges Zimmer, und dann wärs dann fertig gewesen.»

Vorläufig aber bleibt Lina eine Sklavin, die in einem bürgerlichen Villenquartier in der warmen Südschweiz täglich ihre Dienste tut, auch noch als 70-Jährige. Und für den kleinsten Fehler bestraft wird. Oben in der Via ai Monti, auf der Wohnterrasse der Kobelts, hat man inzwischen einen weiteren Vorhang montiert. Hinten bei der Küche, wo Lina aus- und eingeht und wo sie hantiert, ein Sichtschutz für die Herrschaften, damit die Unerwünschte den Panoramablick nicht stört. Lina lebt hinter dem Vorhang. Nicht nur in Zürich. Und nicht nur unten in ihrem *Wöhnegli*. Auch hier oben, über den Dächern von Locarno.

X

Die Befreiung

Enkelin Vera reist, wenn auch nicht häufig, immer mal wieder ins Tessin. Sie logiert dann stets in der mittleren Wohnung. Lina sieht sie kaum, sie huscht wie ein Schatten durch das Haus, verschwindet, wann immer es geht, in der Küche. Veras Versuche, mit ihr in Kontakt zu kommen, bleiben erfolglos. Als sie bei einem gemeinsamen Mahl – Vera sitzt mit ihrer Familie an Omas und Ziehvaters Tisch – entdeckt, dass das Salz fehlt, nützt sie die Chance, um zu Lina in die Küche zu entwischen. Da sitzt sie, ihre alte Lina, am Esstisch, der gar kein Tisch, sondern nur ein ausziehbares Rüstbrett ist, sie sieht krank aus, abgemagert, dunkel verschattet im Gesicht, kaut an ihren aufgelösten Nägeln, blickt verstört zu Vera und blinzelt nervös. Der Anblick trifft Vera wie ein Schlag, sie kann ihn nicht mehr vergessen. Wieder zu Hause, ruft sie Magda, ihre Mutter an, später trifft sie Maria, ihre Tante, zufällig auf der Strasse. Sie schlägt bei beiden Alarm, Lina gehe es schlecht, man müsse etwas tun. Aber noch sind die Schwestern gefangen im Gespinst von Intrige und Manipulation, das seit je auch die Beziehungen zwischen ihnen als Geschwister verseucht hat, noch verharren sie wie gelähmt im Banne ihrer mächtigen Mama. Erst der Krebstod einer ihrer Brüder, wiederum einige Jahre später, wird diesen Fluch zu lösen vermögen. Und die Geschwister aus ihrer Erstarrung herausschütteln.

Es ist schliesslich der 90. Geburtstag von Maria Kobelt, der das System in Bewegung bringt. Die Jubilarin lädt zum Familientreffen in ein Zürcher Hotel. Selbstverständlich ohne Lina. Elisabeth, die älteste Tochter, kommt eigens aus Mexiko angereist, nach 35 Jahren Beziehungspause mit ihrer Mutter, und verbringt anschliessend vier Tage an der Via ai Monti. Sie wird dabei Zeugin des menschenverachtenden Umgangs mit Lina, den das Paar auch vor Besuchern nicht mehr kaschiert. Misshandlungen dagegen bekommt Elisabeth keine zu sehen. Auch sie schafft es nicht, nach dieser langen Trennung an ihr ehemaliges Kindermädchen heranzukommen, und als sie ihre Frau Mama und ihren Partner auf den schlimmen Umgang mit Lina an-

spricht, stellt Simon unmissverständlich klar, dass diese alles tue, um Mama zu ärgern, sie widerspreche ihr ständig, sei störrisch, verlogen, fehlerhaft und plump und mache die Dinge absichtlich falsch. Elisabeth ist schockiert, erzählt anschliessend ihren Schwestern von den alarmierenden Zuständen. Man ist ratlos und gelähmt. Und es melden sich dumpfe Ahnungen, dass da noch mehr sein könnte als nur der verächtliche Ton.
Und nun passiert Erstaunliches. Wenige Tage später ruft Simon mit seinem Handy Elisabeth an, jene Tochter seiner Frau, die er eben erst kennengelernt hat, die Fremde; er spricht leise und hastig, erklärt, dass er heimlich telefoniere, und appelliert an ihre Hilfe. Mama habe geschlafen, erzählt er, und Lina sei, ausdrücklich auf seinen Rat hin, an ihrer Seite sitzen geblieben, habe dort gewacht und gewartet, um ja keinen Lärm zu machen und die Schlafende nicht zu stören. Maria sei dann aufgewacht, habe sich in einen hysterischen Zorn hineingeschrien, Lina beschuldigt, sie sei bösartig, sie habe sie während des Schlafs beobachtet und verfolgt, und er, Simon, wisse nicht mehr, wie er sie beruhigen könne, er möchte Lina nicht schon wieder zur Strafe unter die kalte Dusche stellen. Wenig später ruft er wieder an, noch verzweifelter, Maria sei ausser sich, habe ihn einem minuziösen Verhör unterzogen, einen auf die Minute präzisierten Rapport zu den letzten Stunden von ihm verlangt, habe auch gefragt, ob er etwa Elisabeth angerufen habe. Er wisse sich nicht mehr zu helfen, die geforderten Liebesbeweise seiner Frau würden immer massloser.
Die beiden Anrufe alarmieren die drei Schwestern, erstmals haben sie nun Gewissheit, dass Lina systematisch misshandelt wird. Gemeinsam mit Vera, der Enkelin, überlegen sie Strategien der Befreiung. Vera versucht bei einem Besuch im Tessin, den Namen von Linas Vormundin zu erfahren. Vergeblich. Danach überlegen sie sich eine sanfte Methode. Man sucht gemeinsam einen möglichen Pflegepatz für die gealterte Lina, Magda und Maria treffen sich mit den Kobelts in Zürich und schlagen eine Umplatzierung vor, jetzt, wo ihre alte Mama ja schon fast erblindet und selbst

pflegebedürftig sei. Sie legen die Prospekte vor, das Paar zeigt sich interessiert – und schweigt. Auf sanftes Nachfragen erklärt Madame Kobelt den Töchtern, man habe mit Lina gesprochen, lange, sie wolle nicht, habe strikte abgelehnt, fühle sich nur bei ihr wirklich wohl. In einem Nebensatz sagt sie, dass zu bedenken sei, dass Lina halt eine Plaudertasche sei und die Geschichte mit dem Vater noch ans Licht bringen könnte, und das wollten ja wohl alle nicht, man lasse die Toten besser ruhen.
Die Schwestern bleiben alarmiert. Es wird immer deutlicher, dass das alte Paar nicht nur für Lina eine Gefahr ist, sondern umgekehrt auch Lina für die Kobelts. Und entsprechend ist sie gefährdet. Sie wissen um Marias Pläne mit der Sterbehilfeorganisation Exit und dass Ehemann Simon bereit ist mitzugehen, wenn es für ihre Mutter so weit sein wird. Die Schwestern fürchten, sie könnten auch Lina in den Tod mitnehmen. Es gilt zu handeln, und zwar schnell. Sie erwägen Pläne einer eigenmächtigen Entführung, während einer der vielen Abwesenheiten des Paars. Und entscheiden sich schliesslich doch für den offiziellen Weg, eine Gefährdungsmeldung bei den zuständigen Behörden. Maria fasst sich ein Herz und ruft am 17. November 2010 bei der Vormundschaft in Zürich an.

Vormundin Bodmer ist betroffen, reagiert schnell. Sie lädt Maria, die Tochter, und Vera, die Enkelin, zum persönlichen Gespräch ins Büro, lässt sich die ihnen bekannten Indizien schildern und schriftlich beschreiben, holt sich beim Waisenrat Rudolf Kaiser die nötige Unterstützung für den diffizilen Fall, allerdings ohne in der Beschreibung der Problemlage allzu konkret zu werden: «Die Schilderungen lassen leider befürchten, dass das leibliche und seelische Wohl von Frau Zingg in der jetzigen Betreuungssituation nicht mehr geschützt und gewährleistet sein könnte, ja sogar schon früher die Betreuung durch das Ehepaar Kobelt nicht optimal war, obwohl in all den Jahren seit 1977 bei Hausbesuchen durch frühere Mandatsträgerinnen gemäss Rechenschaftsberichten und auch durch mich in den letzten fast vier Jahren seit Mandatsübertragung an mich nichts dergleichen festgestellt werden konnte. Allerdings sind Hausbesuche immer nur Momentaufnahmen. Und leider sahen sich die Angehörigen erst jetzt in der Lage, sich an die Vormundschaftsbehörde Zürich respektive an mich zu wenden.»

Die Vormundin schlägt eine Umplatzierung vor, falls sich die Schilderungen bei einer Überprüfung vor Ort bestätigen sollten, und bittet um den entsprechenden schriftlichen Auftrag und allfällige behördliche Unterstützung. «Wie wir schon telefonisch besprochen haben, wäre es eventuell sogar angezeigt, wenn ich in Begleitung einer Vertretung der Vormundschaftsbehörde vor Ort die Abklärungen und nötigen Entscheidungen treffen könnte. Bitte teilen Sie mir mit, an wen ich mich im Falle einer erforderlichen Begleitung wenden könnte.»

Bei der Planung der Umplatzierung übernimmt die Vormundin – nach einer kritischen Güterabwägung allfälliger entstehender Schäden – die Bedenken der Schwestern Gauck, dass eine vorgängige Information der Kobelts für Lina gefährlich sein könnte. «Aufgrund der nun von den Angehörigen geschilderten Verhältnisse könnte es jedoch schwierig und eventuell gefährdend für Frau Zingg werden, im Voraus mit dem Ehepaar Kobelt ein offenes Gespräch bezüglich der Vorkommnisse und der geplanten Umplatzierung zu führen, eventuell ist mit Widerstand seitens des Ehepaars gegen die Umplatzierung zu rechnen. Eine schonende Vorbereitung von Frau Zingg auf eine Umplatzierung wird kaum zu realisieren sein. Umso mehr werden sich die involvierten Angehörigen bemühen, Frau Zingg während des Umzugs und am neuen Ort zu begleiten und zu besuchen», schreibt sie in ihrer Meldung an Waisenrat Kaiser. Sie diskutiert mit den Schwestern den Plan, Lina direkt an der Via ai Monti abzuholen, aber der Heimvorteil und allfällige Unberechenbarkeiten sind zu gross, zudem möchte sie die Pflegeeltern nicht allzu sehr blamieren. Schliesslich wird beschlossen, die Kobelts samt ihrem Schützling zum jährlichen Gespräch nach Zürich in die Vormundschaftsbehörde zu laden und sie, direkt dort, vor die Tatsache zu stellen, dass es nun Zeit sei für eine altersadäquate Umplatzierung von Lina. Und weiter, dass die Töchter bereits einen Platz für Lina gefunden hätten, deshalb seien sie auch zur Sitzung eingeladen, so könnten sie Lina gleich mitnehmen und an ihren neuen Ort begleiten.

Genau so wird die gründlich geplante Befreiung denn auch abgewickelt. Maria Kobelt erscheint wie immer im weiten, bodenlangen Kleid, die Augen mit einer grossen Sonnenbrille geschützt, in der Hand ihren Stock, am Arm ihres Gatten, küsst die beiden überraschend anwesenden Töchter, Simon schiesst verlegene Röte ins Gesicht, als er Maria und Magda entdeckt. Hinter ihm folgt Lina, vollständig ergraut und knochenmager, bleich im Gesicht, in weisser Lederhose mit Bügelfalte und einer mit Werbeslogan verunstalteten Steppjacke, sie presst ihre Handtasche an sich, vermeidet jeden Augenkontakt, starrt bei der Begrüssung durch alle hindurch, blickt dann zu Boden und murmelt ein «Grüezi». Die Vormundin informiert kurz und freundlich, dass es nun Zeit für einen neuen Pflegeplatz sei, da Frau Kobelt ihre Betreuungsaufgaben ja sichtlich nicht mehr übernehmen könne, erklärt, dass die Töchter sich um einen neuen Platz für Frau Zingg gekümmert hätten, dass Maria mit ihr sogleich ins neue Heim fahren werde, die Kleider könne man später nachschicken.
Und so kommt es, dass Lina am Arm von Tochter Maria, die sie, trotz der jahrelangen Kontaktpause, sofort erkannt hat, den Sitzungsraum wieder verlässt, mit unsicherem Lächeln und einem kurzen Zögern, als sie an ihrer Peinigerin vorbeigeht. «Also, ich gehe dann jetzt», murmelt sie ihr fragend zu. Und diese, noch immer im Versuch, Herrin der Lage zu bleiben, flüstert leise zurück: «Gell, Lineli, du sagst dann nur das, was du wirklich sagen willst.» Eine letzte verkappte Drohung. Lina schleicht mit unsicherem Schritt auch an Simon vorbei, dessen Gesicht inzwischen auf dunkelrot gewechselt

hat und der die beiden Frauen mit glasig hasserfülltem Blick fixiert.
So also geht Lina in ihr neues Leben, mit einem ersten Wechsel von Büro zu Büro. Und als Maria ihr nun im Zimmer der Vormundin behutsam zu erklären beginnt, dass es nun, nach so vielen Jahren, Zeit sei für eine Pensionierung, auch bei ihr, und also für ein arbeitsfreies Leben, gilt Linas Sorge, wie könnte es anders sein, zuallererst ihrer Herrin: «Ja, aber, wenn ich nicht ins Tessin zurückfahre, wer schaut dann zu Frau Kobelt? Wer bleibt dann bei ihr, wenn Simon einkaufen geht? Man kann sie doch keinen Augenblick alleinlassen ...»

Tochter Maria Gauck wird Lina, ihr ehemaliges Kindermädchen, in diesen ersten Tagen eng begleiten. Sie hat eigens dafür Urlaub genommen, schlägt ihr Notbett in Linas neuem Zimmer auf, in ihrem neuen Zuhause, einem familiär geführten Wohnheim für psychiatrische Langzeitpatienten. Die Vertrautheit der langen gemeinsamen Vergangenheit hilft beiden, Irritation und Fremdheit schnell zu überbrücken. Bereits beim ersten gemeinsamen Warten, noch im Büro der Vormundin, beginnt Lina ihr von einzelnen Misshandlungen zu erzählen, von den Schlägen mit dem Stockknauf, von den kalten Duschen, von den Rutschpartien, kniend auf Holz, von Lina *rädle* genannt; später dann vom langjährigen sexuellen Missbrauch durch Vater Gauck und vereinzelt durch die Täterin selbst – «Du brauchst dich jetzt nicht so anzustellen, beim Alten hast du dich auch nicht geziert», schimpfte sie, wenn Lina sich zu widersetzen versuchte. Maria ist erschüttert. Und im Laufe der nächsten Tage und Wochen wird das ganze ungeheuerliche Martyrium ans Tageslicht quellen, immer mehr und noch mehr, es ist, als stünden die beiden in einer Dunkelkammer und zögen Bild um Bild aus dem Entwicklungsbad, erst zeigen sich nur die Konturen und Schatten, schliesslich sieht man ganze Szenerien und Geschichten, mit immer noch mehr Einzelheiten. Und es will nicht aufhören.
Lina redet in diesen ersten Tagen fast ununterbrochen, wie ein Wasserfall, so notiert Maria in ihr Tagebuch, in

dem sie die Geschichte dieser Befreiung genau protokolliert. Der Bann des Schweigens ist gelöst, ein eigentlicher Dammbruch, Wörter schiessen aus Lina heraus, sie redet und redet, spricht wild durcheinander, wechselt von Ort zu Ort und springt zwischen verschiedenen Zeiten unter emotionalem Hochdruck hin und her, oder dann wiederum nennt sie gar keine Namen, spricht nur von einem *Er* oder einer *Sie* oder einem *Da*, bewegt sich dabei kreuz und quer in ihrer Biografie, es ist ein fast autistischer Monolog, halt eben so, wie es all die Jahrzehnte ihrer grausamen Einsamkeit vor sich hin gedacht hat, in ihrem Kopf, ohne ein Gegenüber, das ihr zuhört und auf sie reagiert.
In Maria, ihrer Begleiterin, die sie einst als Kind gehütet hat, findet Lina die ideale Zuhörerin und Übersetzerin. Maria ist Psychologin, bringt Fachwissen mit, auch im Umgang mit Traumatisierten, und sie kennt über weite Strecken die Personen und die Schauplätze von Linas Biografie. Sie kann die vielen *er* und *sie* in Namen übersetzen, kann mithüpfen bei Zeitsprüngen und Ortswechseln, hat Ausdauer und Empathie im Auffangen der mächtigen Redeströme. Die gemeinsame Vergangenheit wird zum zentralen Schlüssel des Verstehens, Maria eine kompetente und geduldige Mittlerin. Sie ist erschüttert und berührt ob all dem nie Geahnten, dem Grauenhaften, ist gleichzeitig auch tief beeindruckt und fasziniert ob der Präzision von Linas Erinnerungen an Orte, an Menschen und an Dinge. Und so bringt Lina auch Maria ein Stück eigene Kindheit zurück, längst vergessene kleine Dramen aus Althausen oder dann die Namen der vielen Haustiere, die es im Hause Gauck nicht immer zu einem langen Leben gebracht hatten, oder die Wetterlage, als der kleine Bruder Udo vom Baum fiel und sich den Arm brach. Lina tut das Erzählen offensichtlich gut, es bringt Farbe in die weissen Schleier in ihrem Kopf: «Noch heute Morgen war ich ganz anders im Hirn, da hätte ich das alles noch nicht erzählen können, da hatte ich noch wie Watte im Kopf», sagt sie leise zu Maria, an diesem ersten Abend nach der Befreiung. Jedoch am Esstisch ihres neuen Zuhauses, mit den Fremden reihum, da

wird Lina vorerst noch schweigen. Hebt kaum ihren Blick, und wenn, dann in ängstlicher Beobachtung, sie ist mit allem überfordert, wie nur soll sie ein Menü für den nächsten Tag auswählen, für alles und jedes braucht sie von Maria eine kleine Bestätigung, auch beim Schöpfen des Essens, und nie wagt sie eine Antwort auf eine Frage, ohne vorher einen zustimmenden Blick der Billigung dazu abzuholen. Ständig bedankt sie sich, sogar dann, wenn sie wieder in ihre Dienstbotenrolle zurückfällt und eine Handreichung für jemand anderen macht. «Danke», sagt sie und legt eine Serviette neben Marias Teller.

In diesen ersten Tagen kann Lina kaum glauben, dass sie nicht nur im Urlaub ist, dass sie nie mehr zurückkehren muss an die Via ai Monti. Und es plagt sie die Sorge, wer um Himmels Willen das alles bezahlen soll. Es will ihr, die sie ja keine Ahnung hat von den Rentengeldern, die seit Jahren für sie fliessen, nicht in den Kopf, dass sie ohne Gegenleistung hier essen und schlafen kann. Ständig versucht sie, sich nützlich zu machen, weiss aber nicht, wo und wie, und fühlt sich wertlos ohne ihre Dienste. Und wenn schon kein Putzen und Bügeln gefragt ist, dann will sie wenigstens sparsam sein, wann immer sich eine Möglichkeit dazu bietet. Zum Beispiel beim Stromverbrauch, am ersten Abend im Heim, da knipst sie ihr Nachttischlämpchen erst an, als es schon dunkelste Nacht in ihrem Zimmer ist. «Das hat mir Herr Kobelt beigebracht», erklärt sie der verwunderten Maria. «Weil doch der Strom so teuer geworden ist.»

XI

Rückkehr in die Welt

Gesundheitlich ist Lina in einem prekären Zustand. Der abgemagerte Körper erinnert Maria an Befreiungsbilder aus den Lagern des Holocaust: Brüste, die keine mehr sind, eingefallene Oberschenkel und spindeldürre Arme, die Fingernägel teilweise abgelöst, zwei Fingerkuppen ihrer rechten Hand durch Arbeitsunfälle sichtbar verkrümmt, alle ihre Zehennägel nur noch in Ansätzen vorhanden. Ihr Haar ist schütter, auf der Kopfhaut sitzen Talgbollen, dazu ein schwarzer Tumor auf der Nase, bösartig, wie sich herausstellen wird. Und der graue Star, der beide Augen vernebelt. Unvergesslich bleibt Maria auch der Schreck, als sich, bloss einige Stunden nach der Befreiung, Linas Finger beidhändig blau zu verfärben beginnen, eine Gefässentzündung, wie sich später erklären lässt, ausgelöst durch die angeregte Durchblutung der Hände, die Wärme beginnt bis anhin unlöslich angesammelte Antikörper aufzulösen und die Finger blau zu färben.
Lina ist körperlich eine zähe Natur, sie erholt sich von ihren gesundheitlichen Schädigungen erstaunlich schnell. Der Tumor wird ihr entfernt, der Nasenflügel wieder aufgebaut, die Nägel beginnen zu wachsen, und nach zwei Monaten hat sie bereit sechs Kilogramm zugenommen. Auch ihr einst kräftiger Schritt und der Glanz in den Augen kehren unerwartet schnell zurück.

Vormundin Bodmer vermeldet die geglückte Aktion noch am selben Tag an den zuständigen Waisenrat. Im Wortlaut ihrer Mail wird aus der straff geführten, als nicht ungefährlich eingestuften Befreiungsaktion ein einvernehmliches Arrangement mit den geschätzten Pflegeeltern. «Das Gespräch heute mit Herr und Frau Kobelt im Beisein zweier Töchter von Frau Kobelt und Frau Zingg verlief in geordneten Bahnen. Das Ehepaar akzeptiert die Umplatzierung von Frau Zingg. Ich habe die Umplatzierung als Abklärungsaufenthalt deklariert, nach drei Monaten wird dann aufgrund der Abklärungen entschieden, ob Frau Zingg am neuen Ort bleiben kann. Ich gehe davon aus, dass Frau Zingg sich schnell im Hofgärtli eingewöhnen wird [...] Den Aufenthaltsort habe ich dem Ehepaar Kobelt vorläufig nicht mitgeteilt, sie sind auch damit einverstanden, dass sie bis auf weiteres über ihre Töchter oder durch mich informiert werden, wie es Frau Zingg am neuen Ort geht [...] Die Töchter werden mich auf dem Laufenden halten. Ich werde bald ein erstes Standortgespräch im Hofgärtli vereinbaren.»

Auffällig ist, dass hier kein Wort über den misslichen Gesundheitszustand der Klientin verloren wird, und auch der im Rahmen der Befreiung aufgeflogene sexuelle Missbrauch, der von den Töchtern auf den Tisch gelegt und von Mama Kobelt bestätigt und in bekannter Manier verteidigt wird, findet in diesem Kurzbericht an den Waisenrat keine Erwähnung. Er wird auch in den weiteren Akten der Vormundin nicht als Fakt aufgenommen. Das Geständnis findet einzig indirekt Erwähnung, später, in den Telefonnotizen einer Adjunktin, die in einer anderen Frage für den Fall zugezogen wird. Bei ihr erscheint der mittlerweile durch vier Zeugen bestätigte Missbrauch noch immer als Vorwurf, die Juristin hält in ihrer Notiz fest, dass man nach Rücksprache mit dem Rechtsdienst auf eine straffrechtliche Verfolgung verzichte, weil der Missbrauch schwierig nachzuweisen sei und ein Verfahren zudem bei Lina alles nur wieder aufwirble. Noch bemerkenswerter ist, dass auch die Liste der Misshandlungen, eine satte A4-Seite, in den Akten fehlt, die Maria später eigens auf Wunsch der Vormundin zusammenstellen und ihr zukommen lassen wird.

Monika Bodmer ist zwar schockiert und zeigt sich sehr betroffen von allem, was hier ans Tageslicht kommt und noch kommen wird. Sie betont im Mailverkehr mit den Gauck-Töchtern auch immer wieder, wie gut es sei, dass diese sich gemeldet hätten. Jedoch brennt ihr in diesen ersten Tagen nach Linas Befreiung und im Wissen um die engagierte Betreuung ihrer Klientin durch Maria Gauck zuallererst eine ganz andere Sorge unter den Nägeln: die vor gut einem Jahr beantragte und von der IV bewilligte Hilflosenentschädigung, die nur mit ihrer Unterstützung und von ihr unterschrieben zustande gekommen ist. Da ist sie zweifellos einem Versicherungsbetrug aufgesessen, zeichnet als Vormundin massgeblich mitverantwortlich, es gilt, die Zahlungen möglichst schnell zu stoppen. Bereits eine Woche nach Linas Befreiung ist das Verfahren eingeleitet, und die Vormundschaftsbehörde verlangt bei der Invalidenversicherung eine neuerliche Überprüfung der Leistungen. Und nun geht das Spiel mit den Fragebogen und dem beitragsrelevanten Ankreuzen wieder los. Die im neuen Heim für Lina zuständige Stationsleiterin Frau Ackeret setzt überall dort, wo ein Ja war, ein Nein ein, Vormundin Bodmer bestätigt mit ihrer Unterschrift wiederum die Richtigkeit der getätigten Angaben, auch die ärztliche Diagnose darf wie üblich nicht fehlen. Dafür wird die zuständige Ärztin im Heim angefragt, diese kann bei Lina weder Anzeichen von Geistesschwäche noch von Schizophrenie und auch nicht von manischer Depression feststellen, sondern vermutet, da sie Lina ja erst seit ein paar Wochen kennt, eine chronische Psychose, bemerkt in Klammer immerhin, dass dies nur ein Verdacht sei, und ergänzt den Hinweis: «Pat. ist erst seit kurzer Zeit in unsrer Einrichtung. Sie wirkt bizarr, affektiv wenig schwingungsfähig, spricht zum Teil unverständlich, bizarre Assoziationen.»

Bei der zuständigen Sachbearbeiterin der Invalidenversicherung führt das Überprüfungsgesuch zu irritierenden Fragen; eine solch wundersame Heilung bekommt man dort selten auf den Schreibtisch. Sie versichert sich bei der Pflegeleitung im Hofgärtli, dass tatsächlich alles so stimmt. Frau Ackeret bestätigt, was sie schon einmal unterschrieben hat, dass nämlich die Angaben den Tatsachen entsprechen und Lina in keiner der sechs für eine Hilflosenunterstützung relevanten alltäglichen Verrichtungen auf Hilfe angewiesen sei. Sechs Wochen nach der Befreiung wird die fragliche Entschädigung aufgehoben. Dafür bekommt Lina ein Hörgerät bewilligt. Dieses kann sie gut gebrauchen, jetzt, wo es wieder Menschen um sie gibt, die nicht nur im Befehlston mit ihr kommunizieren und ihr keine Schimpfwörter an den Kopf werfen.

Vormundin Bodmer hat im Anschluss an Linas Befreiung noch weitere Pendenzen abzutragen. Zum Beispiel steht die Frage einer Zusammenführung der so lange getrennten Familie Zingg im Raum. Die Geschwister Gauck setzen sich für ein zwar sorgfältig vorbereitetes, aber zügiges Wiedersehen ein. Sie selbst haben nur mehr vage Erinnerungen an die Besuche dieser fremden Bauernleute, die von ihrer Mama jeweils barsch abgewiesen wurden, sind aber, nach allem, was sie von Lina inzwischen erfahren haben, überzeugt, dass Linas dokumentierte radikale Absage an die Herkunftsfamilie die Folge einer jahrelangen Gehirnwäsche durch Mama Gauck ist. Monika Bodmer ist in der Frage vorsichtig, als Vormundin bleibt für sie relevant, dass bekanntlich jeder Rechenschaftsbericht des Dossiers mit der Feststellung endet, dass die Klientin keinen Kontakt zu ihren Verwandten wünscht. Hier herrscht Klärungsbedarf. Und Lina selbst steckt noch mitten im Wechselbad neuer Gefühle und alter Denkmuster, oft weiss sie nicht, wo ihr der Kopf steht, und gerade in dieser schmerzhaften Frage der verlorenen Herkunftsfamilie reibt sie sich an erstarrten Sedimenten in Herz und Hirn, Ablagerungen der jahrzehntelangen Verteufelung ihrer Verwandten durch Frau Kobelt. Noch kann sie in dieser Frage nicht wirklich Stellung beziehen. Die Geschwister Gauck bieten der Vormundin bei den notwendigen Abklärungen ihre Unterstützung an, eine Kooperation, die Frau Bodmer gerne und vertrauensvoll annimmt, ist sie doch mit der neuen Komplexität des Falls zeitlich sehr belastet.
Maria informiert Werner und Emma telefonisch über die geglückte Befreiung, kurz darauf fährt sie zusammen mit Vera ins Rheintal. Dort lernen die beiden die bodenständigen Zinggs und ihre Leidensgeschichte kennen. Emma holt ihr Mäppchen hervor, die Dokumentation aller sorgsam abgelegten Zeugnisse ihrer gescheiterten Kontaktversuche, und schnell wird klar, wie sehr Lina und auch ihre Familie Opfer von Täuschungen, Machtmissbrauch, von Sorglosigkeit und falschen Verdächtigungen geworden sind und wie sehr die Familie unter der Trennung gelitten hat. Werner

und Emma sind überrascht und sprachlos ob der Ereignisse, haben gleichzeitig tausend Fragen, eine aber, die ist die wichtigste, wann können sie Lina endlich wiedersehen?
Bis es so weit ist, braucht es noch etwas Geduld, braucht es weitere Vorarbeiten mit allen Beteiligten. Die Vormundin will das Ehepaar Zingg persönlich kennenlernen, Werner und Emma reisen einmal mehr nach Zürich und vermögen Frau Bodmer von ihrer Integrität zu überzeugen. Auch Lina hat sich inzwischen aus ihrem Misstrauen etwas herausgewunden und freut sich auf das geplante Wiedersehen. An ihrem 71. Geburtstag, im April 2011, sind dann alle bereit. Lina empfängt im Hofgärtli Bruder Werner und Schwägerin Emma samt ihrem Sohn, und auch Sepp, Linas jüngster Bruder, ist mit angereist. In weisser Bluse und rosa Strickjäckchen steht sie da, eine Bernsteinkette um den Hals gelegt, und begrüsst verlegen ihre Gäste. Doch dann, an der gemeinsamen Festtafel, vom Heim offeriert, löst sich die Befangenheit in munterem Erzählen auf, und Werner verdrückt eine heimliche Träne, greift zaghaft nach Linas Hand.

Emma und Werner sind von der Wiederfindung ihrer Schwester berührt, wenn auch ihr Zorn nicht kleiner wird, je mehr sie von deren Schicksal erfahren. Sie sind fest entschlossen, alle offenen Fragen geklärt zu bekommen, und nehmen das Angebot der Schwestern Gauck gerne an, sich um die nächsten Schritte zu kümmern, um den ganzen Kram mit der Akteneinsicht. Auch treibt sie die grosse Sorge um, dass man Lina aus finanziellen Gründen aus ihrem neuen Daheim wieder vertreiben könnte. Die Vormundin verspricht, sich darum zu kümmern, die Schwestern Gauck denken unterstützend an eine finanzielle Wiedergutmachung durch ihre Mutter, nachdem sich herausgestellt hat, dass die wohlhabende Frau Mama Lina für ihre Dienste gar nie wirklich entlöhnt hat. Das in sachlichem Ton gehaltene Schreiben der beiden Schwestern bleibt allerdings ohne Antwort, Mama Kobelt lässt ihren Töchtern über ihren Mann via Vormundschaftsbehörde ausrichten, dass sie auf Anraten ihres Anwalts auf dieses Schreiben in keiner Weise einzutreten gedenke. Dafür reagiert der älteste Bruder Klaus, der sich dereinst selbst bei Lina sexuell bediente, der meist loyal mit seiner Mutter ist, so auch jetzt, und dem offenbar auch die Liste der Misshandlungen zugetragen worden ist. Er macht seinen Schwestern Vorwürfe, beschuldigt sie eines skrupellosen Vorgehens gegen die halb erblindete, alte Mama, warnt vor allfälligen rechtlichen Schritten, die schliesslich ja nur auf Kosten ihres eigenen Erbes gehen würden. Abschliessend garniert er sein Schreiben mit etwas Philosophie, dass letzten Endes jeder den Platz im Leben zugewiesen bekomme, den er verdiene, und mit der Drohung, dass er im Falle einer Wiederholung der Anwürfe gegen ihn sofort seinen Anwalt einschalten werde.

Auch der Herr Waisenrat, der als Aufsichtsbehörde der Vormundschaft von Monika Bodmer in den Fall einbezogen wird, zielt auf einen schnellen Abschluss der misslichen Geschichte. Rudolf Kaiser reduziert die Krise im Fall Lina Zingg auf einen etwas komplizierteren Wechsel des Betreuungsplatzes, notwendig geworden durch die altersbedingte Gebrechlichkeit der zuständigen Pflegeeltern. Die Misshandlungen finden auch in seiner Abschreibungsverfügung keine Erwähnung, obwohl die fragliche Liste längst bei der Vormundin liegt. Wer hier wem wie viel verschwiegen hat, ist aus den Akten nicht zu klären. Jedenfalls schreibt Waisenrat Kaiser bereits sechs Wochen nach Linas Befreiung, ohne weitere Klärungen oder Gespräche mit den Beteiligten oder der Herkunftsfamilie, die Sache ab und verbucht sein Engagement mit einem Arbeitsaufwand von vier Stunden.

Abschreibungsverfügung vom 4. März 2011

Mit Brief vom 1. Dezember 2010 gelangte die Vormundin, Frau Monika Bodmer, an die Behörde und äussert die Befürchtung, dass die Klientin durch die Pflegemutter, Frau Kobelt,

im Tessin nicht mehr adäquat betreut würde, da diese selbst etwa 90 Jahre alt sei. Eine Wegnahme der Klientin sei angezeigt, doch sei zu befürchten, dass eine entsprechende Ankündigung dazu führen könnte, dass die Pflegemutter einen erweiterten Suizid begehen würde. Die Befürchtung stützt sich auf Angabe Angehöriger der Eltern.
Frau Bodmer bittet um Mithilfe der Behörde vor Ort.
Die Vormundin konnte Herrn und Frau Kobelt überzeugen, die Klientin zu einer Abklärung nach Zürich zu bringen. Frau Lina Zingg wird aber sicher nicht mehr zu Kobelts zurückkehren, da die Pflegenden infolge fortgeschrittenen Alters dazu auf die Dauer nicht mehr fähig sind.
Das Geschäft kann hiermit als erledigt betrachtet und abgeschrieben werden.

4 Stunden.

Nicht erledigt ist das Geschäft für Lina Zingg. Zwar erholt sie sich von ihren physischen Leiden erstaunlich schnell, wird dabei im familiär geführten Wohnheim gut unterstützt, auch fasst sie behutsam, aber begrenzt Vertrauen zu ihren Betreuerinnen, nutzt Angebote der Aktivierungstherapie, beginnt zu zeichnen und zu malen, kocht in der Schulküche mit.

Gleichzeitig lauert noch immer an jeder Ecke die Angst. Dass sie etwas nicht tut, was von ihr erwartet wird. Dass sie etwas falsch machen könnte. Sie bemüht sich weiterhin, unsichtbar zu bleiben und nur ja nicht aufzufallen. Während ihrer Besuche am Wochenende bei Maria schleicht sie morgens ganz leise in die Küche, macht kein Licht, dreht das Wasser nicht auf, um nur ja kein Geräusch zu riskieren. Sie trinkt statt frisches Wasser lieber das halb volle Glas vom Vorabend leer, und als sich später herausstellt, dass dies ein Rest von

Entkalkungsmittel war, der da herumstand, verlangt sie nicht etwa einen Arzt zur Abklärung, sondern quält sich mit Schuldgefühlen und Ängsten, entschuldigt sich mehrmals für den Fehlgriff und fragt abends bekümmert, ob für Maria der Tag trotzdem ein bisschen schön gewesen sei. Sie fühlt sich auch nach Wochen und Monaten ständig schuldig und schlecht, als eine, die anderen Unglück bringt. «Darf ich deinen Hund streicheln, jetzt, wo er schon so alt ist», fragt sie schüchtern bei Maria an und fügt hinzu: «Nicht, dass er etwa wegen mir noch früher stirbt.»

Und ebenfalls Monate wird es dauern, bis Lina ihr inneres Dienstmädchen auch nur für ein halbes Stündchen entlassen kann, hin und wieder, denn im Handumdrehen meldet sich das Hausmädchen in ihr eilfertig zurück, etwa wenn sie bei Maria oder Magda am Tisch sitzt, und wenn sie mit Vera und ihren Kindern unterwegs ist, wird sie flugs die wachsame Kinderfrau von einst, greift schützend nach den kleinen Händchen, schiebt automatisch den Kinderwagen oder trägt die kleine Carmel über die Strasse, um sie vor den nahenden Autos zu retten. Und ebenso viele Tage werden vergehen, bis sie sich am Telefon, das neuerdings im Zimmer neben ihrem Bett steht, mit eigenem Namen meldet und nicht mehr automatisch mit ihrem Assistentinnenspruch «Da isch s'Frölein bi Kobelts». Immerhin, nach einigen Wochen kann sie, wenn ihr der Lapsus passiert, sogar ein bisschen darüber lachen.
Und dann kommen die Schuldgefühle dazu, wenn sie an die arme Frau Kobelt denkt, die sie so treulos verlassen hat und die nun ohne alle Hilfe dasteht. In solchen Momenten verdreht sich bei ihr die Geschichte ihrer Befreiung in das Drama und die Schmach einer selbst verschuldeten Entlassung. Zerknirscht stellt sie dann jeweils fest, dass man sie halt nicht mehr habe brauchen können, genauso wie es ihr Frau Kobelt viele Male angedroht habe, weil diese nämlich an jedem Finger zehn bessere Mädchen haben könne, als sie eines sei. Von diesem Zustand der Selbstbezichtigung gibt es ein berührendes Zeugnis, einen Brief an ihre Her-

rin, von Lina einige Wochen nach der Befreiung geschrieben, nie abgeschickt, Gedankensplitter, zersetzt in Fragmente, zerschnitten mit einer eigenwilligen Interpunktion:

> Hast keine Lust mehr gefast. Für den Morgen. Anfang. Dein. Zusammensitzen. Ist. Dir die Nähe zur Öde. Die Sprüche. Sind dir ins zu vieles. Anhören. Kommen. Hören. Fragen die zum Richten, ... rechte Orten. Passen dir nicht. Gesorgte Sachen. Sagen sind. Dir zu überflüssig. Feiner machen. Zeigen. Ist dir, nichts.
> Mittagszeit. Fertig sein. Willst du nicht Interesse. Von Pflichten, willst von mir keine Zeit übersehen. Nur, noch, nichts, Gebügeltes, haben. Nur zusammen gelegtes, fertig. Magst davon nichts. gehört. haben.
> Balkon. Küche zu putzen. Willst auch. Nichts. Für überlegte. Pläne. Hast, keine Zeit. Also. du brauchst es. Nichts mehr von Einer. Lina. Danke. Gruss

Doch die Zeit arbeitet mit Lina an ihrer Rückkehr in die Welt, und die Phasen werden stabiler und länger, in denen sie klar sieht und strukturierter erzählt und auch schreibt von all dem, was sie erlebt und erlitten hat. Schicht für Schicht schält sie sich aus ihrer Sklavinnenhaut, tastet sie sich aus dem Schatten der Unsichtbarkeit, wird eine ältere vitale Frau mit Lust an kräftigen Farben. Und als sie, vier Jahre nach ihrer Befreiung, von Maria Kobelts Tod erfährt, kümmert es sie kaum. «Nein, ich bin nicht traurig, ich bin einfach nur froh, dass ich von dort weggekommen bin», sagt sie und schweigt.
Aber sie bleibt auch vorsichtig. Verhalten. Menschen werden für sie noch lange unberechenbar und bedrohlich sein. Die Zimmertür wird stets zwei Mal abgeschlossen und später noch daraufhin kontrolliert. Und immer mal wieder, plötzlich und eruptiv, beginnt sie

vom Moment ihrer Befreiung zu sprechen. «Unerwartet, wie zwei Engel seid ihr plötzlich dagestanden», wird sie zu Maria sagen, mitten in einem Picknick auf der Raststätte der Autobahn Richtung Süden, und froh dazu lächeln. Und als man, einen Monat nach der Befreiung, im kleinen Kreis auf das kleine Jubiläum anstösst, lässt Lina das Glas kräftig klirren. «Ja, genau, ein Monat Paradies.»
Doch ganz in den Anfängen ihres neuen Lebens, da wird dieses Paradies noch einmal arg gefährdet. Maria hat den dramatischen Moment in ihrem Tagebuch festgehalten. Einige Tage nach Linas Eintritt ins Heim – Lina macht bereits in der Malwerkstatt mit, die ersten medizinischen Abklärungen sind gemacht – trifft man sich zu einer ersten Sitzung und Standortbestimmung. Der untersuchende Psychiater Dr. Brenner, die Stationsleiterin Silvia Ackeret, Maria zusammen mit Lina. Dr. Brenner hält fest, dass Lina grundsätzlich gesund sei, dass sie keine Diabetes habe und auch die Diagnose der manischen Depression sicherlich nicht zutreffe, jedoch stelle sich für ihn die Frage, ob Lina hier am richtigen Ort sei, denn normalerweise würden die Klienten in diesem Heim aufgrund einer Diagnose platziert, und eine solche fehle bei ihr. Er schlägt vor – ohne Blickkontakt mit Lina, er spricht über sie, als wäre sie nicht anwesend –, Lina in die Psychiatrische Universitätsklinik einzuweisen, um zu einer richtigen Diagnose zu kommen, denn das Hofgärtli sei ein sehr teures Altersheim. Maria erkundigt sich vorsichtig, ob Dr. Brenner die Geschichte Frau Zinggs denn bekannt sei. Er bestätigt die Frage, fügt dann aber hinzu: «Aber deswegen können wir doch nicht eine Ausnahme machen, wir brauchen eine anständige Diagnose!»

XII

Auf der Suche nach der verlorenen Wahrheit

Ausgerechnet das Fehlen einer Diagnose soll dazu führen, dass Lina Zingg ihr neues Daheim, in dem sie schon ein wenig angekommen ist und sich sichtbar wohlfühlt, wieder verlassen soll. Die Tochter Maria Gauck schafft es, unter Einsatz ihres Fachwissens und mit Unterstützung der zuständigen Leiterin, die erneute Einweisung Linas in eine psychiatrische Klinik zu verhindern. Lina darf vorerst bleiben. In Absprache mit Vormundin Bodmer beschliessen die Schwestern Gauck, sich möglichst schnell genauere Informationen zu Linas früherer Erkrankung zu beschaffen. Lina zeigt sich in diesen ersten Tagen nicht allzu interessiert an diesem alten Papierkram, das neue Leben fordert sie genug. Aber sie ist einverstanden, dass man die Papiere beschafft, und unterschreibt entsprechend eine Vollmacht zur Beschaffung aller Akten zu ihrem Fall. Als Erstes stellen die Schwestern in der Psychiatrischen Klinik in Wil einen entsprechenden Antrag, Vormundin Bodmer unterstützt das Vorhaben als mit unterzeichnende Antragstellerin. «Wir möchten uns ein möglichst umfassendes Bild machen vom körperlichen, seelischen und geistigen Zustand von Lina Zingg, um einschätzen zu können, welches ihre Schwierigkeiten und Möglichkeiten sind und wie ein weiteres Leben für sie optimal gestaltet werden könnte. Wir bitten Sie deshalb, uns Einsicht in alle vorhandenen damaligen Akten zu gewähren», schreibt Maria in ihrem Antrag. Die Akte trifft zwei Monate später ein, knapp vor der entscheidenden Standortsitzung zu Linas Zukunft im Heim. Das Dossier ist aufschlussreich, was den psychiatrischen Aufenthalt der 18-jährigen Lina betrifft, wirft aber gleichzeitig einen Haufen Fragen auf. Klärung in der Diagnose können die Papiere nicht wirklich bringen, aber sie beweisen, dass aus psychiatrischer Sicht nie von einer manischen Depression die Rede war, wie Mama Kobelt dies immer behauptete. An der wegweisenden Sitzung gegen Ende März 2011 beraten alle Verantwortlichen des Heims, zusammen mit Vormundin Bodmer, mit Maria und Magda die Zukunft von Lina. Sie selbst sitzt auch mit am Tisch. Es zeigt sich, dass man diagnostisch in diesem ausserordentlichen Fall nicht wirklich weiterkommt. Und entscheidet unter Erwägung aller besonderen Umstände, dass die neue Bewohnerin im Hofgärtli bleiben darf. Und ab sofort in der Kochgruppe mitwirken kann.

Dennoch ist der Fall Lina Zingg für die Gauck-Schwestern – im Gegensatz zur Einschätzung von Waisenrat Kaiser – längst nicht erledigt und abgeschrieben. Je mehr sie von Lina erzählt bekommen, desto mehr Fragen stellen sie sich. Nach dem Treffen mit Linas Verwandten sind die Leerstellen zudem noch grösser geworden. Maria und Magda haben den Zinggs versprochen, die Akten möglichst vollständig zu beschaffen. Und nachdem sich dann herausstellt, dass Maria Kobelt Lina nicht nur als unbezahlte Dienstmagd ausgebeutet hat, sondern sich die Fronarbeit auch noch bezahlen liess und vor Betrug nicht zurückschreckte, überlegen die Schwestern gemeinsam mit der Vormundin, ob nicht doch – trotz Betagtheit der Täterin – ein rechtliches Vorgehen angezeigt wäre. Dies umso mehr, als der gütliche Vorschlag einer finanziellen Wiedergutmachung ja abgeschmettert wurde. Die Fäden zwischen den Töchtern und ihrer Mutter sind definitiv gerissen, Mama Kobelt wird bis zu ihrem Tod jeden Kontakt mit ihnen und auch zu Enkelin Vera verweigern. Simon, ihr Gatte, tut es ihr gleich. Maria und Magda sind ob der rigorosen Zurückweisung ihrer Versöhnungsgeste nicht überrascht und dennoch enttäuscht und auch etwas ratlos, sie hoffen auf die Behörden und schreiben an Frau Bodmer eine entsprechende Mail.
«Nun hoffen wir, dass die Vormundschaftsbehörde alles Notwendige unternimmt, diese Geschichte zu einem – so weit dies möglich ist – fairen Ende zu bringen. Vielleicht würde das auch Lina helfen, dass sie nicht wie bisher die Schuld für alles auf sich nimmt und ein Stück Würde für sich selbst gewinnen könnte.»

Vormundin Bodmer vertröstet die Schwestern, sie hätte mit dem zuständigen Waisenrat geredet, es gelte beim amtsinternen Rechtsdienst diverse Fakten zu klären, auch stünden Ferien bevor, sie werde sich in etwa zwei Monaten wieder melden. Maria und Magda beschliessen, zwischenzeitlich bei allen involvierten Amtsstellen Akteneinsicht zu verlangen. Und da ihnen Vormundin Bodmer erklärt hat, dass selbst sie keinen Zugriff auf alle Vormundschaftsakten von Lina habe, entschliessen die zwei sich, auch dort, direkt bei der Behörde, ein Gesuch zu stellen. Zudem fragen sie auch in Vorderberg und St. Gallen nach. Dort wird gar nicht erst reagiert oder auf den Aktentransfer nach Zürich verwiesen. Die IV jedoch stellt ihnen ihr Dossier umgehend zur Einsicht zu. Bei dessen Studium wird immer deutlicher, dass die entscheidenden Informationen zweifellos in der Vormundschaftsmappe liegen. Und diese befindet sich – für die Schwestern derzeit nicht greifbar – im Sozialzentrum in Zürich.

Die zuständige Adjunktin Bacher bestätigt den Eingang des Gesuchs um Akteneinsicht vom 20. Juni 2011, samt Anhang von Linas unterzeichneter Vollmacht, und bittet «der Vollständigkeit halber um Mitteilung, worin ihr Interesse an dieser Akte begründet» sei. In einer Aktennotiz hält sie die erfreuliche Entwicklung der Klientin im Hofgärtli fest, aber auch ihre noch immer spürbare Unsicherheit. Und sie notiert, dass die Schwestern Gauck sich regelmässig um die Klientin kümmern und auch einen guten Kontakt zum Personal des Heims pflegen würden. Eine Kollegin der Adjunktin, die das Einsichtsgesuch vorübergehend übernimmt, bietet Magda einen Termin zur Akteneinsicht vor Ort an, verschiebt ihn dann wieder. Magda hängt sich etwas frustriert ans Telefon, um die Dringlichkeit ihres Anliegens und ihre Motivation für die Klärung der Ereignisse noch einmal darzulegen. Emilia Bacher hält in der anschliessenden Aktennotiz die Motive der Schwestern fest, dass nämlich die beiden mit Lina aufgewachsen seien, dass sie ihr dieses Engagement schuldig zu sein glaubten, dass bezüglich der Errichtung der Vormundschaft sowie des damaligen Gutachtens viele Fragezeichen vorhanden seien. Und dass auch die Herkunftsfamilie dringend eine Klärung suche.

> Man wolle Gerechtigkeit für die Kl. [Klientin]. Die Familie Zingg wolle ebenfalls wissen, was damals geschehen sei. Frau Gauck stehe mit dem Bruder der Kl. und dessen Ehefrau in Kontakt. Dies geschehe alles im Interesse von Frau Zingg. Es gehe um ein Aufarbeiten, auch bei anderen Behörden.

Magda freut sich, die Türen scheinen sich zu öffnen, bereits für den nächsten Tag bekommt sie ein Treffen angeboten. Doch dann wird auch dieser Termin, kurzfristig, das heisst zwei Stunden vorher, von der Adjunktin Bacher abgesagt. Es gebe noch weitere Fragen zu klären. Die beiden Schwestern sind konsterniert, bitten um Klärung. Noch sind sie vollständig ahnungslos, dass in der Causa Zingg bereits ein neues Kapitel zu Schuld und Sühne geschrieben wird. Ein Auslöser für die kurzfristige Absage dürfte ein Telefongespräch der Adjunktin Bacher gewesen sein, das diese mit einer der Verantwortlichen im Hofgärtli geführt hat, tags zuvor. Dort ist man, so entnimmt man der Aktennotiz der Adjunktin, zutiefst verunsichert, weil die Schwestern Gauck in ihrem Eifer, um nur ja keine Informationen zu verpassen, auch im Heim ein Einsichtsgesuch gestellt haben. Dies wird als Misstrauensvotum gegen das Heim verstanden und kommt zudem im falschen Moment. Denn der Zufall will es, dass die private Klinikgruppe, zu der das Hofgärtli gehört, ein paar Monate zuvor wegen angeblich schlecht ausgebildeten Personals negativ in der Presse war. Es ging dabei nicht um das kompetent geführte Hofgärtli, trotzdem schaltete man nun dort auf Alarm. Und auf Krisenkommunikation. So zitiert die Adjunktin aus ihrem Gespräch:

> Frau Ackeret habe die Angelegenheit im Team mit der Oberleitung besprochen [...] Die Situation werde als gefährlich eingeschätzt, gemäss dem Oberarzt müsse man achtgeben, was man herausgebe.

Und was nun geschieht, ist eine fast schon unheimliche Wiederholung in dieser Geschichte, eine eigentlich undenkbare Wende. Diejenigen, die sich um Lina und ihr Wohl und in diesem Falle auch um ihre Geschichte kümmern, geraten unter Hochverdacht, werden mit Vorwürfen belegt und zu potenziellen Täterinnen erklärt. Im neuen Akt dieses Dramas wirken gleich mehrere mit in der Regie. Gemäss den Notizen der Adjunktin stellt sich die bis anhin kooperative Stationsleiterin, Frau Ackeret, nun plötzlich eine Menge kritische Fragen im Zusammenhang mit den Schwestern Gauck:

> Zwar habe sie ein gutes Verhältnis zu Frau Gauck, frage sich aber, warum man die Kl. erst jetzt von Kobelts weggeholt habe. So habe Frau Gauck schon seit langem gewusst, was bei Frau Kobelt abgelaufen sei und kümmere sich erst jetzt plötzlich um die Kl. [...] Frau Gauck habe die Kl. am letzten Sonntag besucht. Die Kl. sei nicht sehr erfreut gewesen, sie zu sehen. Frau Gauck sei in den Ferien gewesen, weshalb die Kl. ihre Ruhe gehabt habe. Die Kl. besuche ansonsten jedes Wochenende Frau Gauck in ihrem Zuhause. Sie werde nicht abgeholt, sondern fahre mit dem Zug dorthin. Sie komme jeweils erschöpft von dort zurück und erzähle, dass sie dort viel Hausarbeit erledigen, den Hund ausführen und bügeln müsse. Die Kl. könne einfach nichts ablehnen [...] Frau Ackeret habe ein schlechtes Gefühl, so sei ja Frau Gauck auch gar nicht verwandt mit der Kl.

Als die Schwestern Gauck später diese Zeilen lesen, stockt ihnen der Atem. So also ist der für sie unverständliche Klimawandel von damals entstanden. Sie, die sich mit allen ihren Möglichkeiten um Lina kümmern und sie in die Rückkehr in ein normaleres Leben begleiten, werden nun plötzlich zu Ausbeuterinnen. So wie ihre Frau Mama. Wie anders die Realität war, dass

Lina nämlich an den Wochenenden mit grossem Vergnügen zu Maria fuhr und zu ihrem Mann und dem Hund, erzählen nicht nur die Fotos, die Lina im Zimmer aufgestellt hat, sondern auch in unmissverständlicher Sprache vereinzelte Zeichnungen und Texte von ihr aus jener Zeit. Und auch die Sache mit der Hausarbeit, von der Lina im Heim erzählt hat, lässt sich einfach klären. Maria ist psychologisch genug versiert, um Lina ab und zu mithelfen zu lassen, sie um einen kleinen Dienst zu bitten, damit sie sich nützlich fühlt und in ihrer schuldbelasteten Untätigkeit etwas entlastet wird. Dass Lina dann bei ihrer Rückkehr im Heim stolz von dieser Mithilfe erzählt, beweist gerade die psychologische Richtigkeit dieser Integration.

Das neue Misstrauen seitens der Heimleitung scheint der Adjunktin Emilia Bacher gerade recht zu kommen, vielleicht hat sie es auch deshalb so pointiert notiert. Ihr Ziel ist inzwischen, wie der weitere Verlauf zeigen wird, die Akteneinsicht durch die aufsässigen Schwestern zu verhindern. Der einfachste Weg dazu ist, Linas Urteilsfähigkeit anzuzweifeln und so ihre Vollmacht für ungültig zu erklären. Entsprechend befragt die Adjunktin im bereits zitierten Gespräch die zuständige Betreuerin im Heim:

> Die Stationsleiterin könne nicht sagen, ob die Kl. vollmachtsfähig sei. Sie sei auf jeden Fall sehr beeinflussbar und habe Angst davor, Nein zu sagen. Das würde sie sich nie getrauen. 40 Jahre lang habe sie nicht Nein sagen dürfen, da es ansonsten Schläge gegeben habe. Dies habe die Kl. sehr geprägt [...] Es sei ja so, dass diese Geschichte wohl ohnehin bald, angesichts des Alters von Frau Kobelt, aufgeflogen wäre. Es sei fraglich, ob es sinnvoll sei, die alten Geschichten wieder auszugraben. Eventuell werde die Kl. dann nur wieder ausgequetscht, das tue ihr nicht gut. Jetzt gehe es ihr gut, sie solle lernen zu leben.

Im Anschluss an dieses Gespräch entscheidet sich Emilia Bacher, die Urteils- und Vollmachtsfähigkeit von Lina selbst zu überprüfen. Sie fährt am 28. September 2011 ins Hofgärtli zu einer Anhörung vor Ort. Die Begegnung findet nach kurzer Begrüssung unter vier Augen statt, eine Übersetzungshilfe für die noch immer sehr sprunghaft oder, wie die Psychiaterin bei Eintritt geschrieben hat, *bizarr* kommunizierende Lina braucht die Juristin nicht. Die Ergebnisse der Anhörung, in der Aktennotiz nachzulesen, illustrieren eindrücklich die Risiken solcher Schnellbefragungen durch externe Experten. In alter Stereotypie wird einmal mehr Linas Freundlichkeit festgehalten und die Ordnung in ihrem Zimmer gelobt, dann wird empathisch beobachtet, dass bei Fragen nach ihrer Vergangenheit «der Gesichtsausdruck der Klientin jeweils etwas bedrückt» werde. Der Hauptteil der Befragung gilt dann allerdings weniger Linas Vergangenheit oder den posttraumatischen Belastungsstörungen als ihrem Verhältnis zu den Schwestern Gauck und deren Akteneinsichtsgesuch. Der sprunghafte Erzählstil scheint die Adjunktin zu überfordern, sie verwechselt Namen und Ereignisse, aus Magda wird Maria, Ereignisse, die 20 Jahre zurückliegen, werden in die jüngste Vergangenheit versetzt, und vor allem, und das ist folgenschwer, macht Adjunktin Bacher aus der Pflegemutter Kobelt die Tochter Maria, da dummerweise beide denselben Vornamen und – lange Zeit – auch denselben Familiennamen hatten: Maria Gauck. Alle diese Verwechslungen führen zu fatalen Missverständnissen, die das Misstrauen gegen die Schwestern bedienen und diese schliesslich gar unter den Verdacht stellen, sich an Lina bereichern zu wollen:

> Auf meine Frage, ob die Kl. jemals ein Testament unterzeichnet oder Maria und Magda erbrechtlich irgendwie begünstigt habe, meint sie, dass mal ein Mädchen mit Fragen bei ihr vorbeigekommen sei. Maria und Magda hätten gesagt, dass das Geld ihnen gehöre, da sie für die Kl. geschaut hätten. Sie erzählt, dass Maria und Magda sie nach ihren Männergeschichten in

> ihrer Jugend ausgefragt hätten. Sie wisse auch nicht, warum Magda Einsicht in unsere Akten haben wolle.
> Auf meine Frage, ob die Kl. zu Maria und Magda Vertrauen habe, sagt sie, dass sie mit ihnen nicht viel zu tun gehabt habe, sie sei da gewesen zum Schauen, Kochen und Putzen. Tatsächlich klingt die Kl. nicht sehr begeistert, als sie von den Schwestern spricht.

Die Adjunktin fühlt Lina auch wegen der ausgestellten Vollmacht kritisch auf den Zahn, Lina zeigt sich diesbezüglich pragmatisch: Sie sagt, dass die Schwestern schon reinschauen dürften, jedoch sehe sie den Sinn davon nicht, da sie ohnehin schon alles wüssten. Nach Linas Anhörung unterhält sich Emilia Bacher noch einmal mit der Stationsleiterin, wiederum geht es um die Frage, wie weit die Gauck-Schwestern Lina unter Druck gesetzt haben.

> Sie sagt, dass die Kl. sich nie getrauen würde, über Maria und Magda schlecht zu reden. Die Kl. sei nicht kritisch und auch nicht argwöhnisch [...] Offenbar sei sie von den Schwestern Gauck ausgequetscht worden [...] Psychologisch gäbe es noch viel mit ihr aufzuarbeiten, sie erzähle noch viel von der Vergangenheit, aber man wolle die Kl. in Ruhe und ihr Leben geniessen lassen. So sei auch mit den Schwestern Gauck ausdrücklich vereinbart worden, dass man nicht in der Vergangenheit der Kl. herumwühle.

Maria und Magda lesen überrascht von dieser Vereinbarung, sie wissen nichts davon. Als engste Vertraute von Lina hätte Psychologin Maria sich einer solchen von aussen verordneten Restriktion auch nie unterworfen. Mit dieser angeblichen Verletzung einer Vereinbarung ist nun ein juristisch stichfester Nachweis gefunden, dass Linas Vollmacht unter Druck zustande kam und deshalb gar nicht gültig ist.

> Sie [Lina] hat selbst erzählt, dass die Schwestern Gauck ihr viele Fragen zu ihrer Vergangenheit gestellt hätten, dies entgegen der klaren Abmachung mit der Heimleitung. Demnach ist m. E. der freie Wille der Kl., d. h. die Fähigkeit, einer Beeinflussung Widerstand zu halten, nicht gegeben. Die Kl. hat selber bestätigt, dass auf sie eingewirkt wurde mit vielen Fragen. Es ist nicht vorstellbar, dass dies für sie angenehm gewesen ist [...] Folglich ist von einer übermässigen Einwirkung auf die Kl. auszugehen, welche tatsächlich Auswirkungen gehabt hat auf die Erteilung einer Vollmacht durch die Kl. an die Schwestern Gauck (ZGB-Kommentar, N 10 ff., N 13 zu Art. 16 ZGB; vgl. auch Aussagen von Frau Ackeret in act. 138).

Ab diesem Zeitpunkt nimmt das Geschehen wieder seinen perfiden Gang. Adjunktin Bacher bestellt zur Absicherung noch ein medizinisches Gutachten aus dem Betreuungsteam des Heims. Bereits fünf Tage später kommt per Fax die fachärztliche Bescheinigung durch die leitende Ärztin auf ihren Tisch, Linas posttraumatisch bedingte Abspaltungen und ihr einfacher, praktischer Blick lassen sich für die gewünschte Expertise gut verwenden:

> Aufgrund ihres psychischen Zustands ist sie nicht in der Lage, die Bedeutung und die Folgen einer solchen Unterschrift zu ermessen [...] Auf Befragen gab sie an, sie wisse nicht, was die Bekannte mit der Unterschrift habe erreichen wollen [...] Eine Einsicht in ihre Akte mache doch nur Arbeit und sei ihrer Auffassung nach

überflüssig, es gehe ihr ja gut, aber sie habe es der Bekannten nicht abschlagen mögen.

Bereits einen Tag später erfahren die Gauck-Schwestern in einem Schreiben des Waisenrats vom negativen Entscheid ihres Gesuchs, und einen Monat später trifft dann die offizielle Abschreibungsverfügung bei ihnen ein:

> Mit Schreiben vom 4. Oktober 2011 teilte die zuständige Adjunktin der Gesuchstellerin mit, dass Frau Zingg berechtigt sei, um ihrer selbst Willen Einsicht in ihre Akten zu erhalten. Hingegen sei sie gemäss Bescheinigung von Frau Dr. med. Simone Hader vom 3. Oktober 2011 aufgrund ihres psychischen Zustands nicht in der Lage, die Bedeutung und Folgen einer Vollmachtserteilung an Frau Gauck zu ermessen. Ihre Vollmachtsfähigkeit ist daher zu verneinen. Frau Gauck selbst habe zu einer Akteneinsicht aus eigenem Recht keine ausreichenden Gründe angegeben, weshalb das Gesuch um Akteneinsicht abzulehnen sei.

Die Argumentation ist ein weiterer juristischer Winkelzug im Fall Lina Zingg. Nicht etwa Linas Recht auf Akteneinsicht ist infrage gestellt, dieses Recht wird sogar bestätigt, jedoch ihre Fähigkeit, eine Vollmacht an Dritte auszustellen, wird bestritten. Damit ist die Frage der Akteneinsicht elegant vom Tisch. Denn Lina kann das Gesuch, da vollständig entmündigt, ja gar nicht selbst stellen. Dies wäre Aufgabe der Vormundin. Hier beisst sich die Katze in den Schwanz, würde Lina vielleicht sagen, aber sie interessiert sich ja nicht sonderlich für diese Behördenpapiere. Und das weiss die Juristin inzwischen auch.

Adjunktin Bacher informiert die zuständige Vormundin vorerst telefonisch über die jüngsten Entwicklungen. Offenbar zeigt sich Monika Bodmer überrascht, sie habe zwar von den Bemühungen der Schwestern um Klärung gewusst, erzählt sie der Adjunktin, nicht aber vom Gesuch bei der Vormundschaftsbehörde. Im Laufe dieses Gesprächs ändert offenbar auch sie ihre Sichtweise. Sie habe sich auch immer gefragt, weshalb die Geschwister Gauck das Ganze erst nach so vielen Jahren publik gemacht hätten, wird sie zitiert. Und um der Sache noch ein wenig Schwung zu geben, lenkt sie den kritischen Fokus zusätzlich auf die Herkunftsfamilie, die ja alle Bemühungen der Schwestern Gauck unterstützen und ebenfalls auf eine Aufklärung dieser unseligen Geschichte warten würden:

> Frau Bodmer habe mal den einen Bruder der Klientin zusammen mit der Klientin in ihrem Büro getroffen. Beim Bruder sei Unverständnis vorhanden wegen der Errichtung der Vormundschaft sowie dem jahrelangen Verweigern von Kontakten zwischen der Klientin und ihrer Familie. Dass Frau Kobelt diese unterbunden habe, wisse Frau Bodmer nur von ihren Kindern. Die Klientin habe ihr gegenüber mehrmals betont, dass sie keinen Kontakt zu ihrer Familie wünsche. Bereits früher sei die Familie der Klientin mal zum Beobachter gegangen.

Da sind sie also wieder, die leisen Töne des Zweifels gegenüber der aufsässigen Verwandtschaft. Artikuliert von jener Amtsträgerin, die ein paar Monate zuvor mit den Gauck-Geschwistern die Familienzusammenführung vorbereitete und begleitete, die von allfälligen strafrechtlichen Massnahmen sprach, als die Liste der Misshandlungen sie aufschreckte. Davon ist nun keine Rede mehr, und die Liste ist verschwunden. Adjunktin und Vormundin besprechen während ihres telefonischen Austauschs noch finanzielle Aspekte. In der protokollierten Logik der Aktennotiz sind die Aussagen nicht wirklich nachvollziehbar; was aber eindeutig wird, ist die Tatsache, dass man den Schwestern unlautere finanzielle Absichten zutraut, der Schlusssatz unterstreicht die Virulenz der Gefahr: Frau Bodmer werde ein Auge darauf haben, ob die Klientin allenfalls jemandem Geld versprechen würde. Interessanterweise geht bei allen diesen Verdächtigungen gegen die Schwestern wegen möglicher Erbschleicherei ganz vergessen, dass da in der Schirmlade ja noch ein Testament ruht, das vor Jahren deponiert und einst fern von der amtlich so gepriesenen freien Willensäusserung verfasst worden ist. Doch das kümmert weder die Vormundin noch die Adjunktin.

Mit der ablehnenden Verfügung zur Akteneinsicht wird gleich auch noch ein zweites Gesuch der Schwestern Gauck abgewiesen. Diese hatten nämlich, sozusagen als Therapie gegen die erfahrene Ohnmacht, auch noch beim Bezirksrat von Zürich ein Einsichtsgesuch gestellt, also bei jener Instanz, die dereinst die Entmündigung Linas vollzogen hatte. Vielleicht liesse sich dort wenigstens zu den Entmündigungsgründen etwas erfahren, dachten die beiden. Der sechsseitige Beschluss des Bezirksrats, den Maria später schriftlich zugestellt bekommt, ist ein schönes Zeugnis des vom französischen Philosophen und Soziologen Michel Foucault beschriebenen Herrschaftsdiskurses. Das Wort als mächtiges Definitions- und Deutungsmuster. Von Mächtigen über weniger Mächtige. Oder Machtlose. Gekleidet in Diagnosen, Paragrafen, moralische Imperative, nicht selten mit Verständnis, Belehrung und Wohlwollen garniert.[13] Maria studiert die sechs Seiten Argumentation und erfährt, dass Lina «grundsätzlich Anspruch auf Zugang zu ihren eigenen Personendaten hat, sogar ohne Zustimmung ihres Vormunds». Aber, so argumentieren die sechs Männer, hier wiege das Interesse an der «Wahrung ihrer Privatsphäre (Vormundschaftsgeheimnis) schwerer als ein allfälliges Interesse einer aussenstehenden Drittperson [...] Dies umso mehr, als im vorliegenden Fall das Informations-

zugangsgesuch lediglich damit begründet wird, die Entmündigung sei mysteriös abgelaufen.» Immerhin geht die Sache für die Antragstellerinnen kostenlos aus, der guten Zusammenarbeit mit der Vormundschaftsbehörde sei es gedankt: «Da der Bezirksrat vorliegendenfalls auf eigene Abklärungen verzichten konnte, ist der Aufwand für dieses Verfahren gering ausgefallen. Unter diesen Umständen ist auf eine Gebühr zu verzichten.»
Die Abschreibungsverfügung zu den Einsichtsgesuchen trifft am 9. November bei Maria und Magda ein. Also wiederum, wie schon bei der Entmündigung selbst, an einem historisch interessanten Tag: Europa erinnert sich seiner Revolutionen, in Russland, in Berlin, man feiert den Fall der Mauer. Ein Zeichen der Hoffnung. Hier hat sich die Geschichte eine kleine ironische, oder eben hoffnungsvolle Fussnote erlaubt. Im Falle der Lina Zingg braucht es noch etwas Zeit, bis die Mauer des Schweigens fällt.

Vormundin Bodmer scheint es dann doch nicht ganz wohl zu sein in der Sache. Sie schlägt nach dem abschlägigen Bescheid den Betroffenen einen runden Tisch vor, zusammen mit dem Waisenrat Kaiser, dem behördlichen Vertreter. Da liessen sich offene Fragen ansprechen und vielleicht einiges klären. Sie selbst verspricht, vorgängig die Akten, die sie ja selbst nicht alle kennt, eingehend zu studieren. Eingeladen werden sollen Werner und Emma Zingg sowie die Schwestern Gauck. Man erklärt sich einverstanden. Die offizielle Einladung im Namen des Waisenrats wird losgeschickt, wenn auch nur von der Sachbearbeiterin unterschrieben und nur an Magda, sie soll die anderen Geladenen über den Termin informieren. Aber immerhin.
Das Gespräch findet am 9. Dezember 2011 in einem Sitzungszimmer der Amtsvormundschaft statt. Die Schwestern Gauck holen Emma und Werner am Bahnhof ab, diese haben spontan eine Verstärkung mitgebracht, ihre Verwandte Sophie Zundel, die damals als Vormundin im Gespräch war und dann abgelehnt wurde und die über all die Jahre treu mitgetragen hat am Geschick dieser Familie.

Der runde Tisch gerät in den Augen der Betroffenen umgehend zu einer üblen Groteske. Schon die Eröffnung hat es in sich. Waisenrat Kaiser hat einen Stapel Akten neben sich liegen und beginnt das Gespräch mit der Bemerkung, der Fall sei für ihn abgeschlossen. Doch, so fährt er väterlich fort, vielleicht könne er mithelfen, ein paar Fragen zu klären, auch wenn er kein Jurist sei. Während er spricht, vermeidet er Augenkontakt und hält sich an seine Papiere. Die Frage nach den Hintergründen von Linas Entmündigung bleibt unbeantwortet, für die misslichen Entwicklungen werden in der Hauptsache die untätigen Vorderberger Behörden verantwortlich gemacht. Zur Illustration liest er einen zufällig aus dem Aktenstapel gezogenen Brief vor, der die Untätigkeit der damals angeblich zuständigen Beiständin Sophie Zundel bei der Anmeldung für eine IV illustrieren soll. Seine Rezitation wird mit Gelächter quittiert, man klärt ihn auf, wer hier als ungeladene Dritte mit am Tisch sitzt und dass ihr Engagement als Vormundin ja gerade verhindert worden sei. Auch sonst geizt man am zur Klärung angesetzten runden Tisch nicht mit Schuldzuschreibungen und Anklagen. Die Schwestern Gauck müssen sich rechtfertigen, warum sie nicht früher gehandelt haben. Von einer Aufarbeitung der Geschichte behördlicherseits aber will niemand etwas wissen, auch die einst engagierte Vormundin Bodmer nicht. Sie verschanzt sich hinter dem Schutz ihres Mündels, der allen anderen Interessen vorangestellt werden müsse. Waisenrat Kaiser hält seinerseits fest, dass bei ihnen alles korrekt gelaufen sei, und stellt sich als guter Vorgesetzter hinter die Arbeit seiner Leute. Maria versucht einen Einspruch, bringt den falsch ausgefüllten Antrag auf Hilflosenentschädigung ins Gespräch. Vormundin Bodmer belehrt sie, das gebe es immer mal wieder bei kranken Menschen, dass ein Pflegeplatzwechsel ungeahnte neue Kräfte mobilisiere. Emma erinnert an die vielen Misshandlungen und fragt, ob diese ohne Konsequenzen bleiben würden. Die Frage wird erst übergangen, später warnt Herr Kaiser in paternalistischem Ton vor rechtlichen Schritten gegen die wohlhabende Frau Kobelt, er habe auch mal gegen

einen Millionär geklagt, am Schluss habe er entnervt aufgeben müssen, so was führe nur zu Kosten und Ärger. Werner wagt ein kleines Zupfen am Aktenberg und meint, auf viele Fragen wäre hier doch sicher Antwort zu finden. Rudolf Kaiser ignoriert das, doch als Maria sich gegen Schluss der Sitzung nach Vorschlägen fürs weitere Vorgehen erkundigt, mangelt es dem Waisenrat nicht an Ideen. Die direkten Verwandten könnten einen Rechtsanwalt einschalten, um die Akten doch noch zu bekommen. Allerdings, so warnt er, werde man da wohl eher mehr Fragen als Antworten finden. Eine zweite Option sei der Gang zur Opferhilfe. Ein eher abwegiger Vorschlag, denn der Fall Lina Zingg hat dort nichts zu suchen, wie sich die Angehörigen später, seinen Rat befolgend, sagen lassen müssen. Oder, so schlägt der Waisenrat als dritte Variante vor, sie könnten ein Buch darüber schreiben, vorausgesetzt, dies würde je jemand lesen wollen.
In seinem Schlusswort lässt Rudolf Kaiser sich, so berichten Emma, Werner, Magda und Maria einstimmig, zu einer kleinen Konfession hinreissen: recht haben und recht bekommen, das sei leider nicht dasselbe, er selbst glaube an eine höhere Form der Gerechtigkeit, die auf dieser Welt nicht zu finden sei. Zum Schluss entlässt er die Versammelten mit ein paar Versprechen für Linas Zukunft, dass Lina sicherlich dort bleiben könne, wo sie jetzt sei, und dass sie ein Recht auf ein Einzelzimmer zugesichert bekomme. In der anschliessend von ihm verfassten Aktennotiz sucht man vergeblich nach einer Verschriftlichung seiner Versprechen, da profiliert der Waisenrat sich vor allem in der Kunst der Abstraktion und der Kürze: «Am 9. Dezember 2011 fand auf der Vormundschaftsbehörde der Stadt Zürich eine Aussprache zur Geschichte der Lina Zingg statt. Es wurde begründet, respektive die Mechanismen aufgezeigt, die dazu geführt haben, dass das Gesuch um Akteneinsicht abgelehnt wurde (insbesondere fehlende Begründung). Die Aussprache fand statt, weil auf Grund der vielen Erlebnisse dies angezeigt war. Möglicherweise wird, in geeigneterer Form, ein Akteneinsichtsgesuch gestellt.»

Emma wird später sagen, ein ehrliches Wort der Entschuldigung damals hätte ihr wohl genügt, dann hätte sie ihren Kampf aufgegeben. Sie und Werner seien zermürbt und müde gewesen. Aber diese erschlagende Arroganz, die habe sie nicht ertragen. Und so fahren die Zinggs zurück ins Rheintal und holen ein zweites Mal in dieser Leidensgeschichte ihren Anwalt zu Hilfe.

Das Akteneinsichtsgesuch von Dr. Armin Knecht, losgeschickt am 11. April 2012, zeigt schnelle Wirkung. Bereits zwei Wochen später liegt der dicke Ordner auf dem Pult des Anwalts. «Als Beilage senden wir Ihnen wunschgemäss unsere Akten», steht im Begleitbrief. Linas geraubtes Leben in Papierform. 154 Dokumente, 261 Seiten. Sie sind für alle Beteiligten erhellend. Und sorgen für schlaflose Nächte. Für Trauer, Bedauern, Wut und Empörung.
Man trifft sich bei Knecht in der Kanzlei, um das weitere Vorgehen zu besprechen. Der Anwalt verfasst ein Schreiben an die Behörde in Zürich, stellt darin eine knappe Chronik des Falls zusammen, mit dem Fokus auf das pflichtwidrige Verhalten der Zuständigen und auf die psychischen und materiellen Schäden für Lina. Und er erkundigt sich im Namen seines Mandanten Werner Zingg, ob man an einer vergleichsweisen Erledigung interessiert sei oder dem Rechtsweg den Vorzug gebe. Sechs Wochen später trifft die Antwort von Waisenrat Kaiser ein:

> Wir haben Ihre Fragen aufmerksam studiert und intern besprochen. Wir sind dann zu folgender Erkenntnis gelangt.
> Die jeweiligen Mandatsträger in einer Vormundschaft können für Schäden haftbar gemacht werden. Ebenso unter bestimmten Umständen die zuständigen Aufsichtsbehörden. Da in der komplexen Arbeit der Mandatsträger Fehler und Haftungsansprüche prinzipiell nicht ausgeschlossen werden können, haben die Vormundschaftsbehörde der Stadt Zürich und die Sozialen Dienste der Stadt Zürich Haftpflicht-

versicherungen abgeschlossen. Die zuständige Haftpflichtversicherung wird in einem Schadenfall diesen Schaden decken, hat aber auch das Recht, die Haftung zu bestreiten. Es ist Usanz, dass die Haftpflichtversicherungen in ihren Verträgen sich dies ausdrücklich vorbehalten, weshalb die Versicherten keine Vergleiche eingehen oder Schuldeingeständnisse abgeben dürfen.
Damit die Versicherung die Haftung klären kann, muss der Schaden beziffert werden, zudem muss aus einer etwaigen Forderung klar hervorgehen, wer haftbar gemacht werden und wem der Schaden entstanden sein soll.
Um Ihr Anliegen weiter bearbeiten zu können, ist es notwendig, dass Ihre Forderungen an die Vormundschaftsbehörde der Stadt Zürich so eingereicht werden, dass wir sie an unsere Versicherung weiterleiten können. Insbesondere müssen Forderungen klar begründet und beziffert sein.
Forderungen betreffend die Arbeit der Vormunde, die von der Vormundschaftsbehörde der Stadt Zürich eingesetzt wurden, sind an diese resp. an deren Arbeitgeber, die Sozialen Dienste zu richten.
Forderungen aus der Zeit vor der Zuständigkeit der Stadt Zürich sind an die damals Zuständigen zu richten.
Die Vormundschaftsbehörde der Stadt Zürich wird jede Forderung seriös prüfen.

Freundliche Grüsse

Rudolf Kaiser Waisenrat

Anwalt Knecht leitet seinem Mandanten Werner das Schreiben weiter und erklärt in einem kurzen Begleitbrief, wie schwierig und letztlich wohl aussichtslos

eine Schadenersatzklage sich gestalten könnte. Werner könne nicht an Linas Stelle Forderungen geltend machen, da er ja weder ihr Vormund, Beistand noch Beirat sei. Selbst sei sie vermutlich auch nicht in der Lage dazu, so, wie die Dinge stünden. Deshalb müsse für die Geltendmachung der Schadenersatzansprüche allenfalls ein ausserordentlicher Beistand eingesetzt werden. Er bittet Werner um eine Rückmeldung.
Emma und Werner Zingg haben keine Energie mehr. Sie verzichten auf weitere anstrengende und ihre finanziellen Möglichkeiten übersteigende Schritte. Sie stellen bei der Vormundschaftsbehörde in Zürich einen Antrag um Übernahme der Anwaltskosten, die nötig wurden, um die Akten zu bekommen. Der Betrag ist grösser als eine ihrer Monatsaltersrenten. Der Antrag wird abgelehnt.

Maria Gauck aber gibt nicht auf. Sie konsultiert die Ombudsfrau der Stadt Zürich. Diese zeigt sich betroffen. Und kümmert sich intensiv um den Fall. Studiert die Akten genau, spricht mit den Verantwortlichen, lädt Werner und Emma zu einem Gespräch, erfährt von ihrer Leidensgeschichte, von ihrem ohnmächtigen Kampf. Und auch vom erzwungenen Testament, das die Täterin begünstigt und noch immer unangetastet in der Schirmlade der Vormundschaft ruht. Lina wird es später zerreissen.
Die Nachfragen und Ermittlungen der Ombudsfrau brauchen Zeit. Und wohl auch Hartnäckigkeit. Ein unbequemer Fall.
Ausserdem fällt ihr Erkunden in eine Phase grosser systemischer Unruhe. Denn in der Schweiz wird das Vormundschaftswesen neu geregelt, landesweit, nach genau 100 Jahren, in denen kaum etwas verändert worden war. Eine Totalrevision mit neuen Gesetzen und anderen Grundstrukturen ist in Vorbereitung. Die Selbstbestimmung des Einzelnen steht dabei im Zentrum. Künftig wird man vermehrt massgeschneiderte Massnahmen suchen, wird versuchen, sie nah an den Bedürfnissen des Betroffenen auszugestalten. Die Typologien Entmündigung, Beistandschaft und

Beiratschaft werden aufgehoben, es gibt nur mehr die Beistandschaft. Angehörige bekommen einen neuen Status, sollen nach Möglichkeit eingebunden werden, sie bekommen ein gewisses Anrecht auf Information. Auch müssen die Behörden die Unterbringung einer Person periodisch überprüfen. Bei der ganzen Revision wird das Vormundschaftswesen in interdisziplinäre und professionelle Hände gelegt, es werden wesentliche Verfahrensgrundsätze gesamtschweizerisch vereinheitlicht und im Zivilgesetzbuch verankert. Die Gemeinden verlieren dabei Kompetenzen, werden im Gegenzug aber erlöst von gefährlichen Überforderungen der amtierenden Laien. Auch die Finanzierung wird neu aufgeteilt.
Die Revision des alten Jahrhundertwerks wird zur kleinen Revolution in den kantonalen und kommunalen Amtsstuben. Ein Umbau, der viel Staub aufwirbelt. Alten und neuen. Mit Ächzen und Stöhnen. Ein Neuanfang, der selbst die Sprache verändert. *Fürsorgerischer Freiheitsentzug* heisst nun *fürsorgerische Unterbringung,* die Begriffe *Geistesschwäche* und *Geisteskrankheit* werden gestrichen, es gibt nur noch die *geistige Behinderung.* Und die Vormundschaftsbehörde selbst heisst nun Kindes- und Erwachsenenschutzbehörden (KESB). Alle diese Reformen tragen den Stempel der Hoffnung, dass Betroffene künftig in grösserer Autonomie leben können. Und dass Fälle wie der von Lina Zingg nicht mehr möglich sein sollen.
Mit dem Start der neuen KESB zu Jahresbeginn 2013 werden im ganzen Lande alle Vormundschaftsfälle überprüft und in neue Beistandschaften überführt. Lina Zingg ist nun 73 Jahre alt. Ihr wird eine umfassende Beistandschaft gemäss Art. 398 ZGB zugesprochen.

Am 17. April 2014, zwei Wochen nachdem die Zinggs mit Lina Geburtstag feierten bei sich im Rheintal, finden Werner und Emma einen Brief aus Zürich im Briefkasten. Er ist an beide adressiert, nicht nur an Werner. Geschrieben hat ihn der Präsident der Kindes- und Erwachsenenschutzbehörden. Das alte Paar liest erstaunliche Sätze: «[...] Es ist uns leider nicht gelungen zu verhindern, dass ihre Schwester und Schwägerin jahrelang unter misslichsten Umständen leben und unendliches Leid erfahren musste. Das bedaure ich ausserordentlich und kann Ihnen als Angehörige meine Anteilnahme versichern [...] Leider wurden Ihre Hinweise nicht ernst genommen und es wurden Ihnen schlechte Absichten unterstellt. Davon zeugen auch zum Teil herablassende, verletzende Äusserungen in den ersten Rechenschaftsberichten des damaligen Vormunds. Für diese ungebührliche Behandlung möchte ich mich entschuldigen und bedaure sehr, dass sie mit Ihren Warnungen kein Gehör gefunden haben.» Die Sätze wirken wie Balsam. Emma und Werner staunen. Und freuen sich. Über die schriftliche Zusicherung, dass für Lina zeit ihres Lebens gesorgt werden wird, dass sie ihr Einzelzimmer behalten darf, auch darüber, dass ihre Anwaltskosten nun doch noch übernommen werden. Vor allem aber, dass in dieser endlos langen Leidensgeschichte endlich einmal jemand der Verantwortlichen ein offenes Ohr zeigt, sie rehabilitiert und sich entschuldigt. Es ist ein Tropfen Süsse in ein weites Meer von Bitterkeit. Der Brief wandert ins Lina-Mäppchen, drinnen in der Stube.

Lina kümmert dies alles nicht sonderlich. Sie hat zu malen begonnen. Zeichnet öfters Vögel, die vor einem offenen Käfig sitzen. Setzt leuchtende Farben auf ihre Flügel, bereit für den grossen Flug. Oder sie fährt mit der Gruppe ihres Heims ins Tessin. Ganz nah bei Locarno. Und erzählt beglückt vom Besuch bei den Falknern, von der Treue der Tiere zu ihren Züchtern und von der Weite ihrer tragenden Schwingen.

Dank

Allen voran danke ich Maria Gauck, deren Pseudonym – wie bei einigen anderen auch – selbst in dieser Danksagung beibehalten werden muss. Ohne sie gäbe es dieses Buch nicht. Sie war bereit, mich bei den Recherchen zu dieser dunklen Geschichte mit all ihren Möglichkeiten zu unterstützen und mit mir alles Wissen zu teilen, das nötig war, um Linas Schicksal differenziert zu erfassen und zu rekonstruieren. Sie liess sich selbst dann nicht beirren, als die hartnäckigen Fragen neue unbequeme Wahrheiten zu ihrer Familie zutage förderten. Sie war mir während der ganzen Arbeit eine unermüdliche Helferin mit ausserordentlicher Präsenz, liebevoll mitgetragen von ihrem Mann M. Ihm gehört ebenfalls mein Dank.
Danken möchte ich auch Magda und Vera Gauck, Emma und Werner Zingg sowie Pia Amacher, die mir alle bereitwillig Auskunft gaben, auch über schwierige Kapitel in ihrem Leben.
Ein grosser Dank gebührt meinem Verleger Martin Widmer. Er hat meine Überzeugung, dass dieses Buch geschrieben werden muss, stets geteilt und war bereit, sich dabei auch auf Risiken einzulassen. Er war mir ein zuverlässiger Partner und gab mir als Erstleser wichtige Rückmeldungen zum Text.
Ich danke aber auch meinem Mann, dem Historiker Heinz Looser, für seine allzeitige Unterstützung in diesem Projekt. Mit vielen Gesprächen und Unterstützung bei historischen Recherchen, aber auch mit ausserordentlichen Einsätzen im familiären Haushalt half er mit, dass dieses Buch geschrieben werden konnte. Auch meinen Töchtern Meret und Lena danke ich für ihr grosszügiges Verständnis und ihr Interesse für das Buch.
Ebenfalls danken möchte ich Ulla Balzer für ihre Sorgfalt beim kritischen Lesen des Manuskripts. Dann natürlich der Lektorin Rachel Camina, die mit ihrem sprachsensiblen Blick

mithalf, das Manuskript zu glätten, und Simone Farner für ihre Kreativität in der Gestaltung des Buches.
Und ein letzter, ganz besonderer Dank gilt der Hauptperson dieses Buches, Lina Zingg, die sich mir vertrauensvoll öffnete und bereit war, immer wieder aus ihrem Leben zu erzählen, und nicht müde wurde, mir von Erlebnissen und Dingen noch mal zu berichten, dann, wenn ich sie nicht sogleich oder nicht richtig verstanden hatte.

Lisbeth Herger

Anmerkungen

1
Der Journalist Willi Wottreng hat sich ausführlich mit dem Wirken und der Lehre der beiden Burghölzli-Direktoren August Forel (ab 1879 bis 1898) und Eugen Bleuler (ab 1898 bis 1927) an der Psychiatrischen Anstalt Burghölzli in Zürich beschäftigt. In seinem Buch «Hirnriss. Wie die Irrenärzte August Forel und Eugen Bleuler das Menschengeschlecht retten wollten» zeigt er auch die Implementierung des Diagnosebegriffs der Schizophrenie in die Psychiatrie auf, und er illustriert die eugenisch unterlegte Weiterentwicklung des Begriffs in der psychiatrischen Heilslehre. Zum Begriff der Schizophrenie siehe Brockhaus Enzyklopädie unter www.munzinger.de.

2
Das Buch «Zwischen Sehnsucht und Schande» beschreibt die Geschichte Anna Maria Boxlers (1884–1965). Es zeichnet das Leben einer von Armut strangulierten Ostschweizer Stickerin nach. Ihre ersten sieben Kinder wurden ihr weggenommen und fremdplatziert, sie selbst wurde administrativ versorgt. Ihr Schicksal steht exemplarisch für das vieler Frauen der Unterschicht in der ersten Hälfte des letzten Jahrhunderts.

3
In ihrer Untersuchung zu Beruf und Alltag von Frauen der unteren Gesellschaftsschichten (zwischen 1919 und 1945) hat die Historikerin Béatrice Ziegler sich intensiv mit dem Thema der Körperpolitik beschäftigt. Sie analysiert dabei den Umgang und die Einbindung des weiblichen Körpers in medizinische, moralische und politische Diskurse und zeigt, wie die ideologisch geprägten Konzepte in die Praxis einfliessen.

4
Im Rahmen des Forschungsprogramms «Integration und Ausschluss» (NFP 51, 2003–2009) des Schweizerischen Nationalfonds wurde erstmals auf breiter Ebene zur Geschichte der Schweizer Psychiatrie geforscht. Es wurden u. a. verschiedene Studien zum Thema des psychiatrischen Zwangs und der psychiatrischen Ordnung verfasst. Die Ergebnisse dokumentieren den Anfang eines noch weitgehend unerforschten Feldes der Schweizer Sozialgeschichte. Eine Schwierigkeit bei der Erforschung ist der Zugang zu den Krankenakten, die der ärztlichen Schweigepflicht unterstellt sind. Wichtige Beiträge sind die Bücher «Zwang zur Ordnung» zur Psychiatrie im Kanton Zürich und «Zum Fall machen, zum Fall werden», das den Stellenwert von Fallgeschichten als historische Quellen thematisiert.

5
Die Frage nach dem Einfluss von Eugenik auf die Regulierung von Sexualität wurde ebenfalls im Rahmen des Nationalen Forschungsprogramms «Integration und Ausschluss» (NFP 51, 2003–2009) untersucht. Besonders im Fokus stand dabei die Sterilisationspraxis in der Psychiatrie, ausgeführt unter dem Schutz eines stillen Arrangements zwischen Politik und medizinischer Fachwelt. Untersucht wurden dabei auch die augenfälligen Unterschiede zwischen Frau und Mann, wie man beispielsweise für denselben Eingriff unterschiedliche Begründungen anführte und weshalb vor allem Frauen sterilisiert wurden. Im Buch «Eugenik und Sexualität» wird insbesondere auf den Beitrag «So günstig es in vielen Fällen wirkt, wenn durch die Sterilisation die Sexualität von Hemmungen befreit wird...» von Regina Wecker verwiesen. Siehe dazu auch «Zur Sozialisierung einer medizinischen Massnahme. Sterilisationspraxis der Psychiatrischen Poliklinik Zürich in den 1930er Jahren» in «Zwang zur Ordnung».

6
Der zweiten Schweizerischen Ausstellung für Frauenarbeit SAFFA II fehlte der Schwung und Pioniergeist ihrer Vorgängerin SAFFA I von 1928. Hatte man damals noch eine riesengrosse Schnecke als Symbol für den schleppenden Fortschritt des

Frauenstimmrechts durch die Bundesstadt Bern gezogen, zeigte man 1958 eine traulich-frauliche Schau ohne politischen Biss. Der Frauenstimmrechtsverein wurde mit seiner Veranstaltung auf den letztmöglichen Termin verwiesen. Die Geschichte der Frau in der Schweiz haben u.a. Susanna Woodtli in «Gleichberechtigung» und Elisabeth Joris und Heidi Witzig in ihren «Frauengeschichten» beleuchtet.

7
Leben und Werk von Iris von Roten wurden in verschiedenen Biografien aufgearbeitet und auch verfilmt. Die Kontroversen bei der Rezeption ihres Buches «Frauen im Laufgitter», die im Rahmen der SAFFA und in der damaligen Öffentlichkeit entstanden sind, hat die Journalistin Barbara Kopp in der Biografie über Laure Wyss nachgezeichnet. Laure Wyss stand damals als Pressechefin der SAFFA mitten in dieser heftigen Auseinandersetzung.

8
Verschiedene Studien belegen, dass heute private Haushalte in der Schweiz in grossem Stil neue Arbeitsplätze schaffen, die nicht von einheimischen Arbeitskräften besetzt werden können. Im Kanton Genf etwa repräsentiert dieser Sektor mittlerweile den fünftgrössten Wirtschaftssektor. Tausende, vor allem Frauen, arbeiten als Sans-Papiers ohne Aufenthalts- und Arbeitsbewilligung, in ständiger Angst vor Strafe und Ausweisung und ohne Möglichkeiten, ihre arbeitsrechtlich verbürgten Rechte einzufordern. Siehe dazu die Bücher von Pierre-Alain Niklaus und Alex Knoll et al.

9
Zur Geschichte der Dienstmädchen in der Schweiz des 20. Jahrhunderts haben die Historikerinnen Regula Bochsler und Sabine Gisiger umfassende Studien gemacht. In ihrer kollektiven Biografie der Dienstmädchen haben sie nebst historischen und sozioökonomischen Materialien auch autobiografische Zeugnisse (fünf Autobiografien und 16 protokollierte Lebensgeschichten) ausgewertet. Sie beziehen dabei aber auch die Geschichte der bürgerlichen Herrschaften als Arbeitgeber der Dienstmädchen mit ein.

10
Die Dissertation von Rolf Isenschmid «Entmündigung und Beistandschaft auf eigenes Begehren», die 1975 an der rechtswissenschaftlichen Fakultät der Universität Freiburg eingereicht wurde, ist ein illustratives Beispiel der juristischen Logistik rund um den Art. 372 ZGB. In seiner Einleitung schreibt der angehende Jurist, er gehe grundsätzlich davon aus, dass der Artikel der «Unveräusserlichkeit der Rechts- und Handlungsfähigkeit» nicht widerspreche. Entsprechend baut er seine Abhandlung auf der Hypothese auf, dass die Entmündigung auf eigenes Begehren «den gerade noch zulässigen Grenzfall einer eigenwilligen Freiheitsbeschränkung» darstelle.

11
In ihrer Dissertation «Die Amtsvormundschaft Zürich» untersucht die selbst als Amtsvormundin tätige Helga Schreiber die Entstehung dieser sozialpädagogischen Institution. Dabei beschäftigt sie sich ausführlich mit den sozialhistorischen und demografischen Hintergründen, die zur Schaffung der Zürcher Amtsvormundschaft führten.

12
Die international anerkannte Psychologin Michaela Huber gibt in ihrem Buch «Trauma und die Folgen» einen umfassenden Einblick in den Stand der Wissenschaft und in die klinischen Erkenntnisse rund um das Thema Trauma. Sie integriert dabei die neuen neurobiologischen Forschungsergebnisse und erklärt auf gut verständliche Art, was bei traumatisierenden Ereignissen wirklich geschieht und wie diese in posttraumatischen Störungen weiterwirken.

13
Der französische Philosoph und Soziologe Michel Foucault hat sich in seinen Arbeiten zur Geschichte der Medizin, des Wahnsinns und der Humanwissenschaften zentral mit der Frage der Mikrophysik der Macht beschäftigt. Dabei zeigt er, wie im Zusammenspiel von Medizin, Wissenschaft und Staat das Normale herausgebildet und versprachlicht wird. Dabei werden davon abweichende Menschen zu speziellen Objekten, die einer Spezialbehandlung unterzogen werden müssen.

Quellen und Literatur

Schriftliche Quellen

Vormundschaftsakte zu Lina Zingg (März 1958 bis April 2012)
IV-Akte zu Lina Zingg (März 1958 bis August 2011)
Krankenakte zu Lina Zingg (April 1958 bis März 2011)
Privatarchiv von Werner und Emma Zingg

Mündliche Quellen

Gespräche mit Lina Zingg
Interviews mit Maria, Magda und Vera Gauck
Interviews mit Emma und Werner Zingg
Interviews mit weiteren Personen aus dem Umfeld
Interviews mit Fachpersonen (Fachärzte, Amtsvormunde, Medizinhistoriker)

Literatur

Bochsler, Regula; Gisiger, Sabine: Dienen in der Fremde. Dienstmädchen und ihre Herrschaften in der Schweiz des 20. Jahrhunderts. Zürich 1989.

Brändli, Sibylle; Lüthi, Barbara; Spuhler, Gregor: Zum Fall machen, zum Fall werden. Wissensproduktion und Patientenerfahrung in Medizin und Psychiatrie des 19. und 20. Jahrhunderts. Frankfurt, New York 2009.

Foucault, Michel: Metaphysik der Macht. Über Strafjustiz, Psychiatrie und Medizin. Berlin 1976.

Foucault, Michel: Wahnsinn und Gesellschaft. Eine Geschichte des Wahns im Zeitalter der Vernunft. Berlin 1973.

Herger, Lisbeth; Looser, Heinz: Zwischen Sehnsucht und Schande. Die Geschichte der Anna Maria Boxler (1884–1965). Baden 2012.

Huber, Michaela: Trauma und die Folgen. Trauma und Traumabehandlung, Teil 1. Paderborn 2009.

Isenschmid, Rudolf: Entmündigung und Beistandschaft auf eigenes Begehren. Dissertation Universität Freiburg, 1975.

Joris, Elisabeth; Witzig, Heidi: Frauengeschichte(n). Dokumente aus zwei Jahrhunderten zur Situation der Frauen in der Schweiz. Zürich 1986.

Knoll, Alex; Schilliger, Sarah; Schwager, Bea: Wisch und weg! Sans-Papiers-Hausarbeiterinnen zwischen Prekarität und Selbstbestimmung. Zürich 2012.

Kopp, Barbara: Laure Wyss. Leidenschaften einer Unangepassten. Zürich 2013.

Leimgruber, Walter; Fischer, Werner (Hg.): Goldene Jahre. Zur Geschichte der Schweiz seit 1945. Zürich 1999.

Meichtry, Wilfried: Verliebte Feinde. Iris und Peter von Roten. Zürich 2012.

Meier, Marietta; Bernet, Brigitta; Dubach, Roswitha; Germann, Urs: Zwang zur Ordnung. Psychiatrie im Kanton Zürich, 1870–1970. Zürich 2007.

Niklaus, Pierre-Alain: Nicht gerufen und doch gefragt. Sans-Papiers in Schweizer Haushalten. Basel 2013.

Schmid, Max: Demokratie von Fall zu Fall. Repression in der Schweiz. Zürich 1976.

Schreiber, Helga: Die Amtsvormundschaft Zürich. Zur Entstehung einer sozialpädagogischen Institution. Zürich 1993.

Von Roten, Iris: Frauen im Laufgitter. Offene Worte zur Stellung der Frau. Bern 1958. Wettingen 2014.

Wecker, Regina; Braunschweig, Sabine; Imboden, Gabriela; Ritter, Hans Jakob: Eugenik und Sexualität. Die Regulierung reproduktiven Verhaltens in der Schweiz, 1900–1960. Zürich 2013.

Woodtli, Susanna: Gleichberechtigung. Der Kampf um die politischen Rechte der Frau in der Schweiz. Frauenfeld 1975.

Wottreng, Willi: Hirnriss. Wie die Irrenärzte August Forel und Eugen Bleuler das Menschengeschlecht retten wollten. Zürich 1999.

Ziegler, Béatrice: Arbeit – Körper – Öffentlichkeit. Berner und Bieler Frauen zwischen Diskurs und Alltag, 1919 bis 1945. Zürich 2007.

Lisbeth Herger ist Journalistin, Autorin und arbeitet als Coach für biografisches Schreiben. Sie hat sich u. a. mit ihren Reportagen für die *Neue Zürcher Zeitung* einen Namen gemacht und wurde 2001 mit dem Zürcher Journalistenpreis ausgezeichnet. 2012 publizierte sie die erfolgreiche Biografie «Zwischen Sehnsucht und Schande» zur Verdingkinder-Thematik.
www.lisbethherger.ch

Impressum

Autorin und Verlag danken den folgenden Institutionen für die Unterstützung dieser Publikation:

Fonds Finanzdepartement Stadt Zürich
Grütli Stiftung Zürich
Interfeminas Förderbeitrag
Kanton St. Gallen Kulturförderung / Swisslos
Rheintaler Kulturstiftung
Stiftung für Erforschung der Frauenarbeit

Kanton St.Gallen Kulturförderung | SWISSLOS

RHEINTALER KULTURSTIFTUNG

Dieses Buch ist nach den aktuellen Rechtschreibregeln verfasst. Hinzufügungen sind in [eckigen Klammern] eingeschlossen, Auslassungen mit [...] gekennzeichnet.

Umschlag:
Dieses Unterhemd trug Lina Zingg am Tag ihrer Befreiung. Foto: Jonas Landolt, Simone Farner

Lektorat:
Rachel Camina, Hier und Jetzt

Gestaltung und Satz:
Simone Farner, Hier und Jetzt

2016 Hier und Jetzt, Verlag für Kultur und Geschichte GmbH, Baden
www.hierundjetzt.ch

ISBN Druckausgabe
978-3-03919-384-4

ISBN E-Book
978-3-03919-912-9